【本草精华系列丛书】

百病食疗

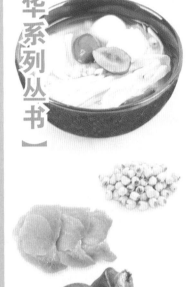

卞兆祥　赵中振　主编

中国中医药出版社

·北京·

图书在版编目（CIP）数据

百病食疗 / 卞兆祥，赵中振主编 . —北京：中国中医药
出版社，2019.6（2020.4重印）
（本草精华系列丛书）
ISBN 978-7-5132-5031-3

Ⅰ . ①百… Ⅱ . ①卞… ②赵… Ⅲ . ①食物疗法－基
本知识 Ⅳ . ① R247.1

中国版本图书馆 CIP 数据核字（2018）第 121045 号

中国中医药出版社出版

北京经济技术开发区科创十三街 31 号院二区 8 号楼
邮政编码　100176
传真　010-64405750
河北品睿印刷有限公司印刷
各地新华书店经销

开本 880×1230　1/32　印张 7　字数 123 千字
2019 年 6 月第 1 版　2020 年 4 月第 2 次印刷
书号　ISBN 978 – 7 – 5132 – 5031 – 3

定价　49.00 元
网址　www.cptcm.com

社 长 热 线　010-64405720
购 书 热 线　010-89535836
维 权 打 假　010-64405753

微信服务号　zgzyycbs
微商城网址　https://kdt.im/LIdUGr
官 方 微 博　http://e.weibo.com/cptcm
天猫旗舰店网址　https://zgzyycbs.tmall.com

如有印装质量问题请与本社出版部联系（010-64405510）

《百病食疗》编委会

主编 卞兆祥　赵中振

编写 卞兆祥　赵中振　陈更新　傅肖岩　张仕君

　　　　周　正　缪江霞　周梦佳　黄　冉

　　食疗，孕育于中国传统文化之中，源远流长，是中华民族防病、治病、康复、养生的一大特色。

　　自古以来，就有"药食同源"之说，《周礼·天官》中提到医分四种，其中"食医"便是专门负责食疗的。医圣张仲景创制了多种药膳方剂，如当归羊肉汤至今仍广为使用。药王孙思邈在其名著《备急千金要方》中，专辟"食治篇"，强调"若能用食平疴，适情遣疾者，可谓良工"。

　　中医食疗，是药物与食物完美的艺术结合，人们在享用美味佳肴之时，又可达到防病、治病的目的。民以食为天，常言道："食五谷杂粮哪有不得病的。"试问，得病后又哪有不食用五谷杂粮的呢？人们常提到的"精、气、神"三要素不就都以米为基础吗？所以，食疗与保健是密不可分的。数千年来，中华民族在食疗方面积累了丰富的知识和宝贵的经验，至今不断为现代实验所证实，如大枣可防治贫血症、芹菜可以防治高血压病等。药食的合理搭配，定会相得益彰。

　　透过食疗，人们也可以体会到中国传统文化的丰厚底蕴。北方人习惯喝粥，南方人喜欢煲汤。粥之敦厚，汤之灵动，相映成趣。南方的汤，包罗万象，来到香港，笔者的体会更深。虽说香港工作紧张，但香港人的平均寿命位居世界前列，日常煲汤与凉茶也是功不可没呢！中国人出国，常常抱怨海外食品的单调，故乡情怀中一定少不了对饮食文化的眷恋。中医强调"不治已病治未病"，在享受美食佳肴中得到营养，何乐而不为？"不苦口的良药"才是人们真正期盼的。

药有四气五味，食品也有其自然属性，使用时同样也存在着配伍禁忌。因人、因地、因时制宜的治疗原则，同样适用于食疗。"一颗荔枝三把火"，南方人食之，一则品其美味，一则惊其上火。而北方人食之，则少有上火之虞。不同地域人群饮食习性的差异，正是由于饮食因素导致禀赋差异的明证。《灵枢·五味》中指出：五果之中，大枣属甘，李子属酸，栗子属咸，桃子属辛，杏子属苦。五谷之中，粳米属甘，芝麻属酸，大豆属咸，黄黍属辛，小麦属苦。随着时代的进步，人们对食物的认识不断深化，并逐渐总结出规律。

中医的辨证论治原则同样适用于食疗。在中医食疗中也应当注意"辨证论食"。如"热者寒之，寒者热之，虚者补之，实者泻之"，同样可以用于食疗之中。重要的是先要诊断清楚，对证下药、对证选食。孙思邈在概括药食疗法的同时，曾引用扁鹊话语："为医者当须先洞晓病源，知其所犯，以食治之，食疗不愈，然后命药。"

食疗，具有治疗上的非特异性及用量上的非严格性的特点。

正是这种差异，为食疗提供了广阔的发展空间。现代人群中，处于完全健康状态和完全非健康状态的比例是少数，绝大多数人处于二者之间，即所谓亚健康状态，食疗为这一类人群提供了最佳的选择。

《百病食疗》以100种常见病症为主线，以文字与漫画结合的方法，对病症进行简要说明，每种病精选了2～3条长期应用于民间的、安全、有效、简便易行的食疗方。相信读罢本书，或许你会发现，每日餐桌上的食品不少便是取自百草园。希望此书能成为你日常保健生活的好伴侣。并且期待：在人类回归大自然的热潮中，越来越多色香味俱全的药膳食品悄然走入寻常百姓家。

目 录

第1章
内科病食疗

第 2 章

外科病食疗

第3章

五官及皮肤科病食疗

第4章

妇科病食疗

第**5**章

儿科病食疗

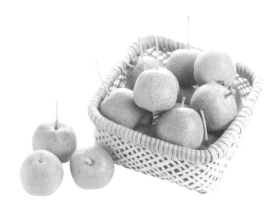

第 1 章

内科病食疗

感冒

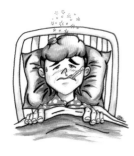

　　感冒是由病毒引起的常见呼吸道传染病，包括普通感冒（俗称"伤风"）和流行性感冒（俗称"流感"）。两者均表现有发热、怕冷、鼻塞、流清鼻涕、咽喉痛、咳嗽、头痛及身痛等症状。前者一般起病较慢，全身症状较轻；后者发病急，有传染性和流行性。冬春季发病较多，大流行时，则无明显季节性。如你患了感冒，除药物治疗以外，饮食调理也大有好处。

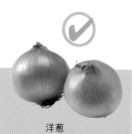

洋葱

[食疗法]

　　感冒期间应多吃清淡又能促使发汗的食品，如姜汤、稀粥、洋葱、芫荽等，同时应多喝水、牛奶、果汁、豆浆。

　　多吃新鲜蔬菜、水果。

　　少吃油腻及难消化的食物，如肥肉、糯米类制品等。

　　少吃辛香燥热及煎炸食品。

防风粥

材料：

防风15克，葱白2根，生姜3片，粳米100克。

制法：

先将防风、葱白、生姜加水煎，去渣取汁。后加粳米及适量水，煮成稀粥。

用法：趁热服用。每日1剂，盖被取汗。

专家解方 如感受寒凉后，出现：恶寒重，发热轻，口不渴，无汗，头痛，四肢疼痛，鼻塞流清鼻涕，咳嗽，咯痰清稀，可试用此食疗方。因为防风与葱白、生姜合用，具有辛温解表、宣肺散寒的作用。

扁豆粥

材料：

白扁豆60克（或鲜扁豆120克），粳米100克，红糖适量。

制法：

先将白扁豆用温水浸泡一夜。再与粳米、红糖同煮为粥。

用法：每日1剂，早晚餐服用。

专家解方 暑夏之季感暑夹湿，常可见：高热少汗，怕风恶寒，头痛，身重，恶心，食欲不振，或伴呕吐，腹泻，鼻塞，流清涕。此时当解暑祛湿。白扁豆有此功效作用，故可选用。

银菊露

材料：

金银花10克，菊花10克。

制法：

将金银花、菊花用沸水冲泡约10分钟。

用法：随量饮用，每日2剂。

专家解方 感冒后出现：发热重、恶寒轻、口渴、咽喉疼痛、咳嗽、咯吐黄痰等症状，此属于风热外感。金银花、菊花具有宣散风热的作用，因此可选用此方。

咳嗽

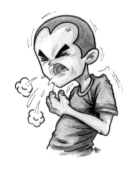

咳嗽是临床常见症状，多见于上呼吸道感染、急性和慢性支气管炎、肺炎、支气管扩张、肺结核、胸膜炎等多种疾病。天气转变时极易发病，寒冷地区发病率较高。

咳嗽可分为内伤与外感两大类，外感咳嗽包括风寒、风热、燥热等类型，而内伤咳嗽有肺阴不足、肝火犯肺、痰湿（热）内蕴等类型。辨清发病原因，对证治疗，是治疗咳嗽的基础。

［食疗法］

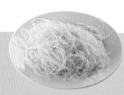

面条

合理饮食，保证充足的营养供给。

饮食以清淡易消化为主。主食以软饭、面条为主，多吃蔬菜、水果等，多饮开水、果汁，有利于身体代谢功能的恢复，补充咳嗽或发热所消耗的能量。

少吃生冷和刺激性强的食物，如冰冻食品、胡椒、辣椒、葱、蒜等。少吃油腻食物、甜食和海产，如肥肉、巧克力、蜂蜜、鱼、虾、蟹等。

杏梨枇杷露

材料：

苦杏仁10克，炙枇杷叶10克，大鸭梨1个。

制法：

将苦杏仁去皮尖、打碎，炙枇杷叶用布包，鸭梨去皮核，切成小块，同煮，饮汤、吃梨。

用法：每日1剂，分2～3次服。

专家解方 此方适用于痰热咳嗽。苦杏仁、炙枇杷叶都具有止咳化痰的功效，而鸭梨性寒，有化痰作用，故对痰热咳嗽，伴有咯吐黄痰有效。需留心的是：如果脾胃虚寒，有便溏或腹泻症状，则不适用。

梨汁饮

材料：

鸭梨1个，冰糖适量。

制法：

鸭梨去皮、核，切成小块，榨汁。

用法：梨汁每日1剂，分次服用；蒸熟的鸭梨吃梨饮汤。每日1剂。

专家解方 咳嗽伴有干咳少痰，或痰多黏稠难出，鼻燥咽干，咳甚则胸痛，此属于秋燥伤肺，当清肺润燥。鸭梨具有润肺化痰的功效，对肺燥咳嗽较为合适。

核桃羹

材料：

核桃仁100克，白糖20克，黄酒150毫升。

制法：

核桃仁捣碎，同白糖、黄酒一起放入砂锅中，用文火煮开后，改为小火再煮10分钟即可。

用法：每2～3日1剂，连服2周。

专家解方 核桃仁具有补肾纳气功效，对于久虚咳嗽、咳声低弱无力、咳痰清稀、色白量多、气短无力、怕风自汗者，较为适合。

哮喘

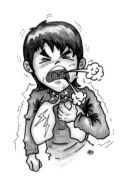

什么是哮喘？哮是指声响，喘是指气息，哮喘是以发作性喉间哮鸣气促、呼气延长为特征的疾病，主要症状为呼吸困难、咳嗽、咯痰及喘鸣。本病主要病因在肺，与肾虚、脾虚有关。如患有哮喘病，结合食疗，可明显提高防治效果。

[食疗法]

加强饮食营养。多吃清淡、易消化食物。

哮喘发作时，应多饮水。若体内水分不足，会影响痰液排泄。

少吃盐，少吃甜食。不吃生冷、肥腻、辛辣食物。

吸烟人士应戒烟。

体质过敏者，应避免进食鱼、虾、蟹、鸡蛋、花生、朱古力等容易引起过敏的食物。

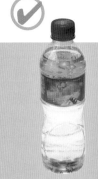

水

🍲 [食疗方]

姜枣粥

材料：

生姜10片，大枣10枚，粳米100克。

制法：

先将粳米加水煮熟，再加入生姜、大枣，文火煮约10分钟，即可食用。

用法：每日1剂，分1~2次吃。

专家解方 哮喘患者，如伴有胸闷不适，气急，痰多质稀色白，宜进此方；因生姜具有散寒宣肺的作用。

牛肺汤

材料：

川贝母12克，鲜芦根20克，牛肺150克，生姜10片，食盐少许。

制法：

将牛肺洗净，切块，加水与上药一同煎煮，待熟烂后，食牛肺饮汤。

用法：每日1剂，5~7日为1个疗程。

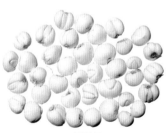

川贝母

专家解方 川贝母具有清肺化痰的功效，鲜芦根可生津止渴，而牛肺不寒不热，性味平和，可止咳平喘。三者结合，对哮喘伴有气急面红、胸闷热、口干、痰黄而稠、痰液难以咯出者，有辅助治疗作用。

肺炎

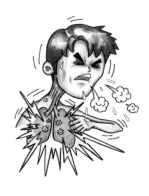

肺炎，是指肺部受感染引起的炎症，包括肺实质炎症和肺间质炎症。本病不仅可由感染引起，理化因素、免疫损伤等也可致病。临床表现，以发热、咳嗽、咯痰为特征。及时有效的药物治疗，对控制病情很重要。在药物治疗的同时，可配合食疗。

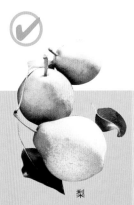

梨

[食疗法]

以清淡、半流质饮食为主。

多饮水，特别是在高热时，这样有利于痰液的排泄。

多吃具有化痰作用的水果，如梨、枇杷等。

不吃辛香、燥热、煎炸食物。

[食疗方]

芦根菊花茶

材料：

芦根30克，菊花10克。

制法：

将芦根、菊花洗净，一同放入锅内，加水煎煮，取汁代茶饮。

用法：每日1剂。

专家解方 芦根、菊花都具有清热杀菌功效，且芦根对肺炎痰多者最为适合，因此可用于肺炎高热、口干、咳嗽、痰黄的患者。

马蒲茶

材料：

马齿苋50克，蒲公英50克。

制法：

将马齿苋、蒲公英洗净，与水同煎代茶频饮。

用法：每日1剂，连服数日。

专家解方 马齿苋是一种清凉可食的野菜，与蒲公英合用，具有清热解毒、散血消肿的功效，可用于肺炎成脓期、肺炎恢复期。

橘皮茶

材料：

橘皮适量。

制法：

将橘皮洗净，放入茶杯中，用沸水冲泡。

用法：代茶饮。

专家解方 橘皮可理气化痰，对于肺炎痰多者适用。

慢性支气管炎

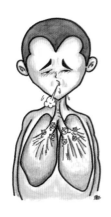

慢性支气管炎是常见的呼吸道疾病，以咳嗽、咯痰、气喘、胸闷、长期反复发作为特征。发病原因与抵抗力低、过敏体质等有关。本病常随气候变化、劳累、吸烟、接触有害气体或感冒而发生。做好预防措施，可减少发作次数，饮食调养不失为良策之一。

[食疗法]

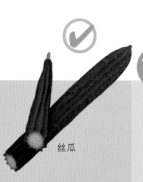

丝瓜

戒烟。戒烟是防治本病的首要因素。

饮食以清淡、易消化为主，不宜太咸。

多吃具有化痰功效的食品，如：梨、西瓜、丝瓜、杏仁露等。

少吃容易生痰的食品，如：蒜、牛奶、蛋、肥肉等。

不吃刺激性食物和过冷、过热的食物。过敏体质者，不宜吃鱼、虾、蟹、蛋、花生、巧克力等食物。

[食疗方]

葱梨饮

材料：

葱白(连须)7根，鸭梨1个，冰糖10克。

制法：

将葱白洗净，鸭梨去皮核，切成小块，加入冰糖，与水同煎至梨烂熟。

用法：吃梨，饮汤。每日 1 ~ 2 剂，连服 5 ~ 7 天。

专家解方
此方可用于因感冒引发的慢性支气管炎发作。患者常咳嗽、咽喉干燥疼痛、咳痰难出、怕风。葱白为温性，可解表。而鸭梨、冰糖能润肺，三者协同，既可解表又能润肺化痰，对慢性支气管炎反复咳嗽者效果较佳。

百荠饮

材料：

马蹄(荸荠)10颗，百合20克，雪梨1个，冰糖10克。

制法：

将马蹄洗净、去皮、捣烂，雪梨去皮核、切成小块，百合洗净，3味同放入砂锅内，加水适量，文火熬50分钟，至熟烂成糊状时，加入冰糖，搅匀后即成。

用法：每日 1 剂，每次 1 ~ 2 汤匙。

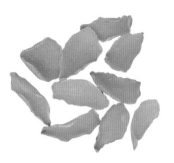

百合

专家解方
慢性支气管炎患者，如自喘明显，痰多黏稠不易咯出、口干心烦，可试用本方。因百合、马蹄、雪梨都具有滋阴润肺的功效，可润肺化痰。

肺结核

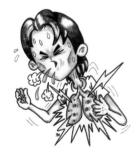

肺结核，是由结核杆菌感染引起的慢性传染病。主要经呼吸道传染。常见的临床表现为：全身不适、倦怠乏力、潮热、盗汗、纳差、消瘦等，同时伴有明显的呼吸道症状，如咳嗽、咯血、咯痰、胸痛，严重者可伴有气短、面色发紫等。结核病的药物治疗效果较为理想，合理饮食可增强身体的免疫力，促进痊愈。

[食疗法]

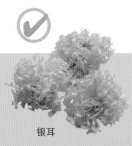

银耳

加强饮食营养，注意饮食均衡。

多吃具有润燥生津作用的食品，如银耳、百合、山药、梨、莲藕、枇杷。

多吃有助于结核损伤灶钙化的食物，如奶类、蛋类、肉类、动物内脏、豆制品等。

不吃辛辣刺激性食品，如胡椒、辣椒、生姜、洋葱、韭菜等，以免耗损肺阴。

戒烟酒。

银耳汤

材料：

银耳50克，桂圆10颗，冰糖适量。

制法：

将银耳、桂圆加水同炖。

用法：加冰糖调和即可食用。每日1剂，分2次服。

专家解方 肺结核患者通常肺阴不足较为明显，伴见干咳少痰、痰中带血、潮热颧红、口干咽燥。银耳可养阴润燥，加入少许桂圆可补气血、益心脾，二者合用有养阴润肺、补益气血的作用。结核患者可选用本方。

双地汤

材料：

生地黄10克，熟地黄10克，百合30克，瘦肉50～100克，食盐少许。

制法：

将生地黄、熟地黄、百合放入砂锅内，加水与瘦肉同煲，吃肉喝汤。

用法：每日1剂，分次服用。

专家解方 结核病人，如果出现以下阴虚内热症状：骨蒸潮热、盗汗、失眠多梦、口干心烦、反复咯血，可试用此方。因生地黄可凉血清热，熟地黄、百合可滋阴，共成滋阴清热凉血功效。

虫草鸭

材料：

冬虫夏草5～10条，雄鸭1只，调味品少许。

制法：

将雄鸭去皮及内脏，洗净，放入锅中，冬虫夏草洗净，与调味品一并放入锅中，加水适量，以小火煨炖，熟烂即可。

用法：每2～3日1剂，分次食用。

专家解方 结核病人多以阴虚为主，但也常伴有肢冷畏寒、盗汗、自汗、乏力、气短、形体消瘦、不思饮食、大便不成形，此为阳气不足。冬虫夏草有益肾壮阳、补肺平喘的功效，鸭肉可补气血，而雄鸭又偏于温阳，合用可温阳益气。

高血压病

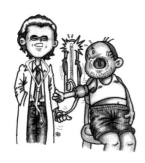

高血压病，是中老年人最为常见的疾病之一，且近来发病有年轻化趋势。一般而言，正常人体血压为：收缩压小于140毫米汞柱，舒张压小于90毫米汞柱；高血压是指：收缩压大于140毫米汞柱，和（或）舒张压大于90毫米汞柱。

在高血压病的早期，可见头晕头胀、胸闷失眠、注意力不集中等，中晚期可造成心、脑、肾等重要器官的损害。长期精神紧张和情绪波动、遗传、肥胖、高盐饮食等与发病有关。日常生活中的保健调养对于防治很重要。

［食疗法］

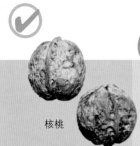

核桃

节制饮食，控制体重。以清淡、易消化的低脂、低胆固醇、低盐饮食为主。经常食用有降血压作用的食品，如芹菜、荠菜、绿豆、粟米、红萝卜、茭白笋、冬瓜、海带、黑木耳等。多吃水果蔬菜。

适当补充含钙量高的食物，如豆制品、葵花子、核桃、牛奶等。鼓励进食部分粗粮，如小米、玉米面、麦片等。食用油尽量选用植物油，如豆油、花生油、葵花子油等，不吃动物油。少吃或不吃刺激性食物，如辣椒、浓茶、咖啡。忌烟酒。

鲜芹菜汁

材料：

鲜芹菜250克。

制法：

将鲜芹菜洗净，切碎榨汁饮服。

用法：每2～3日1剂，每次1小杯。

专家解方 高血压病患者，如果情绪不佳时，眩晕头痛加重，伴有面红目赤、烦躁易怒、便秘尿黄，这属于肝阳上亢，可试用此食疗方。现代医学研究表明芹菜有一定的降压作用。

橘皮饮

材料：

橘皮10克，杏仁10克，老丝瓜10克，白糖少许。

制法：

将老丝瓜、橘皮洗净，杏仁去皮一同入锅，加水适量，煮沸，再用文火煮20～30分钟，稍凉去渣，加入白糖拌匀。

用法：当茶喝，可常用。

专家解方 眩晕头痛，头重如蒙，胸闷，时吐痰涎，少食纳呆，是高血压病的常见表现，此属于痰浊中阻型，可用此食疗方。方中橘皮、杏仁、老丝瓜都有化痰作用，常服可有显著效果。

夏枯草汤

材料：

夏枯草15克，瘦肉50克。

制法：

将夏枯草与瘦肉同煲，饮汤吃肉。

用法：每1～2日1剂，分次服用。

专家解方 患高血压病的人士，如伴有眩晕头痛、手足心烦热、腰膝酸软、健忘等，此属于肝肾阴虚、肝阳上亢。夏枯草可清肝热、平肝阳，猪瘦肉可补阴血，合用可滋肝阴、平肝阳。

低血压病

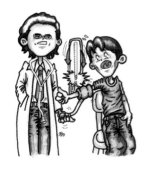

当动脉收缩压低于 90 毫米汞柱、舒张压低于 60 毫米汞柱时，便称为低血压。并非低血压即是病态，如血压值虽已经达到低血压标准，但无任何自觉症状，身体的各系统器官无缺血和缺氧的表现，此属生理性低血压，常见于长期从事大运动量工作的人群。

低血压病，除血压低外，还伴有不同程度的其他症状。此外，一过性低血压，常与疲劳、饥饿、饮水量不足、营养不良等因素有关。出现低血压病时，需及时进行治疗，日常也需注意调养。

［食疗法］

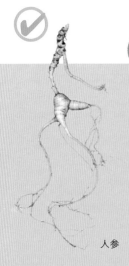

人参

荤素搭配，营养合理。

多吃动物类食品，并注意与新鲜蔬菜和水果搭配。

平时可服用一些补气、养血、补肾的食物和药物，如人参、黄芪、冬虫夏草、太子参、大枣、龙眼肉、红糖等。

不吃辛辣煎炒肥厚食物。不饮酒。

🍲 [食疗方]

杞莲汤

材料：

莲子30克，枸杞子30克，猪小肠两段。

制法：

先将猪小肠洗净，然后将用水浸过的莲子、枸杞子放入猪小肠内，两端用线扎紧，加清水500毫升同煮，待猪小肠熟后，将猪肠切片食用。

用法：每2～3日1剂。

专家解方 本方可作为低血压病患者日常饮食的佐餐，方中莲子、枸杞子具益气养血功效，可长期食用。

生脉粥

材料：

党参30克，麦冬15克，五味子10克，粳米100克。

制法：

将党参、麦冬、五味子加适量水煎煮50分钟，滤汁去渣，再加入粳米及适量水，共煮成粥。

用法：每2～3日1剂，早晚餐食用。

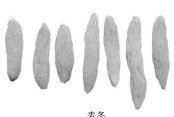

麦冬

专家解方 党参、麦冬、五味子能益气养阴，是补气名方，在此基础上加粳米制成生脉粥，可供平素倦怠无力、少气懒言、时有咽干等症的低血压病患者长期服用。

高脂血症

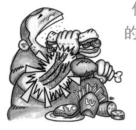

大蒜

什么是高脂血症呢？简单地说，是指血中的"脂"增高。"脂"主要是指总胆固醇、胆固醇酯、甘油三酯和磷脂等。如果血浆中的总胆固醇超过 6.0mmol/L，和（或）甘油三酯超过 1.2mmol/L 时，则称为高脂血症。如果是胆固醇单项增高，称为高胆固醇血症。本病与心脑血管病、糖尿病、肾脏病等密切相关，是形成冠心病的主要危险因素。临床常见症状包括：头晕、胸痛、心慌、神疲乏力、食欲不振、失眠、肢体麻木等。高脂血症的发生与饮食有密切关系，食疗降脂是十分重要的途径。

［食疗法］

饮食控制是治疗高脂血症的基础。节制主食，控制体重。但不宜采用饥饿疗法减轻体重。

宜多吃新鲜蔬菜、水果及粗粮等。保证适量的食物纤维、维生素、无机盐的摄取，尤应多吃含维生素 C、维生素 E、维生素 B_6 等丰富的食物，如大蒜、茄子、海带、香菇、木耳、植物油，及山楂、芹菜、冬瓜、荞麦、苹果等。

少吃动物内脏，严格控制动物脑、蟹黄、鱼籽等食物的摄取。不吃辛辣煎炒肥厚食物。不饮酒。

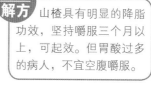

食疗方

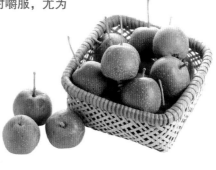

降脂茶

材料：

决明子15克。

制法：

将决明子放入有盖的杯中，用沸水冲泡，当茶频饮。

用法：每日1剂，一般冲泡3～5次。

专家解方 决明子具有清肝、降脂、明目、润肠作用，对高脂血症伴有眩晕、头痛、视力减退、大便干结症状者，有较好的效果。决明子茶可长期服用。脾虚便溏的患者，应减量服用。

山楂果

材料：

新鲜山楂果适量。

制法：

将新鲜山楂果洗净，切成两瓣，晾干，随意嚼服。

用法：每日数次，饭后1小时嚼服，尤为适宜。

专家解方 山楂具有明显的降脂功效，坚持嚼服三个月以上，可起效。但胃酸过多的病人，不宜空腹嚼服。

冠心病

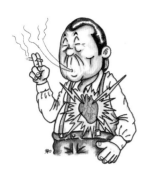

冠心病，为中老年人的常见病之一，主要症状有胸闷、心悸、心律失常等，严重时可伴有心前区疼痛。发病原因主要是冠状动脉狭窄或痉挛，引起心肌缺血、缺氧。常于劳累或情绪激动时发生，也可发生于休息或睡眠中，持续时间多为数分钟，甚或半小时以上。

现代研究证明，冠心病与营养不平衡有关，主要由于过多摄取动物脂肪和胆固醇，导致冠状动脉粥样硬化，引起心肌供血不足。食疗对冠心病的防治有特殊效果。

[食疗法]

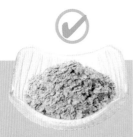

燕麦片

多吃具有降脂作用的食物，如：燕麦、鱼类、乳酪、洋葱、蘑菇等。多吃富含维生素C、维生素E及微量元素镁的食物，如：小白菜、油菜、番茄、橙、小米、植物油（椰子油除外）等。

少吃富含动物脂肪及高胆固醇的食物，如肥肉、椰子油、动物内脏等。控制糖和盐的摄取量。

不吃具有兴奋神经和促进血管痉挛作用的食物，如：浓茶、咖啡、辣椒、芥末、咖喱粉、煎炸熏烤食品。忌烟。可饮少量红酒。

[食疗方]

海带粥

材料：

海带30克，莲藕50克，粳米100克。

制法：

先将海带用水泡发，再将海带、莲藕切碎，与粳米一起加水煲粥。用食盐少量调服。

用法：每2～3日1剂，分次食用。

专家解方

研究证明：海带富含丰富的维生素和微量元素，具有软坚散结作用，可降血脂，对冠心病有一定的防治作用。患有冠心病、高血脂、高血压、动脉血管硬化的病友，可长期服用。

山叶粥

材料：

山楂20克，鲜荷叶50克，薏苡仁20克，葱白5根，粳米100克。

制法：

将山楂、荷叶、薏苡仁、葱白，用水煎取汁，滤渣后，入粳米和适量清水，共煮粥。

用法：每2～3日1剂，分次食用。

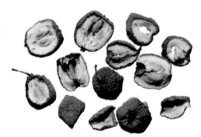

山楂

专家解方

冠心病患者，如果伴有胸闷、肢体困倦，且形体肥胖，可长期服用本方。现代研究证明，山楂能降低血脂，荷叶、薏苡仁可理气化痰，对冠心病痰瘀偏重者较为适合。

肥胖症

现实生活中，不少人常因体重增加而烦恼，但是体重增加不等于肥胖。单纯性肥胖症，指体重超过标准的20%，脂肪呈均匀分布，且内分泌功能正常。而继发于其他疾病的肥胖称为病理性肥胖。目前，特别是在西方国家，肥胖已经成为继爱滋病、吸毒、酒精中毒之后的另一个社会问题。

运动量少、饮食过度和饮食结构不合理，是造成肥胖的主要原因。简便可行的食疗减肥，可健身强体，有效控制肥胖症。

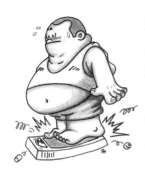

[食疗法]

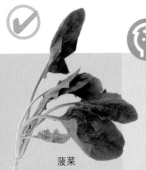

菠菜

饮食宜清淡，适当多食具有减肥作用的食物，如菠菜、番茄、莴苣、茄子、竹笋、草菇、猴头菇、香菇、木耳、海带、紫菜、冬瓜、红萝卜等。

少吃甜食，控制米、面等碳水化合物的摄取，晚餐不宜过饱，不宜睡前进食。少吃肥甘厚腻的食物。不吃高热量食物。不吃辛辣煎炒食物。

不宜采用饥饿疗法进行减肥，否则可能引致严重的营养失调、贫血、低血糖、肠胃功能失调等。

[食疗方]

荷叶粥

材料：

鲜荷叶10克（干品减半），粳米100克。

制法：

先将粳米煮成粥，加荷叶共煮2～3分钟。

用法：每日1剂，可常服。

专家解方 荷叶具有健脾利湿、祛痰化浊的功效。对于体态肥胖、脂肪积聚、行动不便、动则喘息汗出、疲倦、嗜睡、咳吐痰多的肥胖症患者，可用此方。

瘦身茶

材料：

夏枯草5克，草决明5克，红茶5克。

制法：

以上3味，用沸水冲泡，3分钟后即成。

用法：代茶饮。不限时日。

专家解方 体胖的人士，如果伴见口渴饮水多、食量大、善饥、大便干结、呼吸气粗、口臭，说明胃火较盛。夏枯草、草决明具有清胃泄热、凉血润肠功效，胃热得减，脾胃消化功能正常，可有效地减轻肥胖症状。

健体糊

材料：

薏苡仁500克。

制法：

将薏苡仁晒干，研成细粉，瓶装备用。

用法：每日3次，每次10克，沸水冲服。可长期服用。

专家解方 《神农本草经》认为薏苡仁"久服可轻身益气"，如果坚持服用一段时间，可收到一定的效果。

胃痛

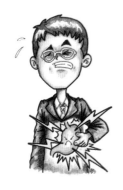

胃痛，是指上腹近心窝处经常发生疼痛，有时放射至背部，伴有恶心、呕吐、返酸等。疼痛时食物和碱性药物可减轻症状。多见于急性胃炎、慢性胃炎、胃及十二指肠溃疡、胃神经官能症及胃癌等。

胃痛常反复发作，饮食不洁、过饥过饱、情志刺激、劳累或气候变化时都可诱发。常言道"三分治疗，七分保养"，饮食调养对胃痛的防治不可低估。

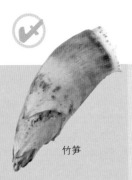

竹笋

[食疗法]

饮食要定时定量，以清淡、少油腻、少刺激性为主。进餐时当细嚼慢咽。

少吃生冷、坚硬、煎炸、烟熏、腌腊、粗糙、纤维素多的食物，如：冷饮、酒类、浓茶、咖啡、黄瓜、丝瓜、芹菜、茄子、竹笋、熏肠、炸糕、胡椒、辣椒、咖喱、葱、芥末等。

不要暴饮暴食、饥饱无常。

⟦食疗方⟧

寒痛散

材料：

干姜10克，白胡椒10粒。

制法：

将干姜、白胡椒共研细末。沸水冲服。

用法： 分2次服完。

专家解方 多吃生冷食物，或胃脘部受寒，常会出现胃痛，热饮或局部热敷可减轻疼痛。这种疼痛，可尝试本法。因干姜、胡椒性温味辛，能散寒止痛。

麦芽煎

材料：

麦芽30克。

制法：

水煎服。

用法： 每日1剂，分次服用。

专家解方 暴饮暴食，可出现胃部胀痛，严重者可呕吐酸腐食物。因麦芽能帮助消化，对食积胃痛效果较好，可选用本法。如用炒麦芽，则效果更佳。

莲子扁豆饭

材料：

白扁豆25克，薏苡仁25克，莲子25克，红糖20克，红枣10枚，粳米200克。

制法：

白扁豆、薏苡仁、莲子以温水泡发后煮熟备用；红枣洗净蒸熟备用；取大碗1个，碗底放薏苡仁、扁豆、莲子、红枣，最后加熟粳米饭，再蒸20分钟，然后把饭扣于大圆盘中，再用红糖加水熬汁浇在饭上即可。

用法： 每2～3日1剂，分次食用。

专家解方 如果平时食欲差，乏力，稍劳累或饮食不节即出现胃隐痛，可试用上方。因上方可养胃健脾，适用于胃痛反复发作的患者。

慢性胃炎

慢性胃炎，指胃黏膜的慢性炎症变化，可无明显的自觉症状，有时伴上腹部胀痛、饱胀不适、食欲不振、恶心、嗳气等，但症状的严重程度与炎症程度并不一致。慢性胃炎病程较长，可反复发作。

传统概念上，慢性胃炎包括：慢性浅表性胃炎、慢性萎缩性胃炎、慢性糜烂性胃炎、慢性肥厚性胃炎四种。萎缩性胃炎有发展成为胃癌的可能，被称为是癌前疾病。饮食调养对慢性胃炎的康复极为重要。

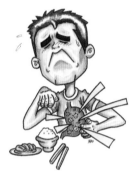

[食疗法]

烟

食物宜多样化。以清淡、易消化、富有营养为主。

宜少吃多餐，细嚼慢咽，冷热适中。

戒烟酒。

不吃刺激性的食物或药物。忌暴饮暴食。

鲫鱼汤

材料：

活鲫鱼1条（约250克），生姜10片，陈皮10克，胡椒3克。

制法：

将鲫鱼除去内脏及鳞鳃，洗净。生姜洗净切片。陈皮切丝。用纱布将生姜片、陈皮丝、胡椒一并扎好，填入鲫鱼肚内，加水适量。用小火煨熟，放入食盐少许，煮熟。

用法： 吃鱼喝汤。每2～3日1剂。

专家解方

如果慢性胃炎反复发作，且畏寒喜暖，局部热敷可使症状减轻，可选用此方。胡椒性温，可散寒止痛，而陈皮、生姜皆为"胃家良药"，有较好的护胃作用。

麦芽汤

材料：

生麦芽30克，青皮10克。

制法：

取麦芽，除去杂质并洗净，青皮洗净切丝。加水适量，煎煮25分钟，去渣取汁，温服。

用法： 每2～3日1剂，分次服完。

专家解方

如果患有慢性胃炎，并且伴有胃脘胀痛、痛及两胁、嗳气、大便不畅等症状，则属于气机阻滞型。青皮可疏肝理气，而麦芽又可健脾帮助消化，两者结合，对气机阻滞型的慢性胃炎较为适合。

益脾饼

材料：

红枣20颗，白术30克，鸡内金15克，面粉500克。

制法：

先将白术用纱布包，与红枣同煮1小时，去布包，除枣核，将枣肉压成泥，冷却后加入鸡内金（研粉）、面粉，混匀，加水适量，和成面团，再擀成薄饼，以小火烙之。

用法： 每日食1～2个饼。

专家解方
适用于各种慢性胃炎患者。

消化性溃疡

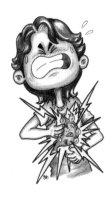

大多数人都有皮肤溃疡的经历，消化性溃疡是怎么回事呢？简单说，是因为胃、十二指肠黏膜被自身消化液如胃酸、胃蛋白酶所消化而形成的溃疡。常表现为上腹部不适、嗳气、胀满、食欲不佳、泛酸、烧心等。溃疡病的发病与很多因素相关，其中饮食因素有很大影响。

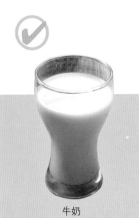

牛奶

[食疗法]

应以营养丰富及易于消化的食物为主。多食牛奶、豆浆、鸡蛋、粥、面条等。现代研究证明，牛奶中含有防止溃疡形成及促进溃疡愈合的成分，对溃疡病人有益。

少吃过甜、过咸的食物。

避免过饥过饱，忌暴饮暴食。

不吃辛辣煎炒肥厚食物。

止痛散

材料：

青香蕉50克，面粉50克。

制法：

将青香蕉洗净，烘干，研成细粉。另将面粉炒干，两者混匀，瓶装备用。

用法：每日服3次，每次服10克，饭前用温开水调服。

专家解方 可用于各类型的消化性溃疡。

银耳羹

材料：

银耳25克，饴糖适量。

制法：

将银耳用温水浸泡，涨发后，洗净，去根蒂，放入碗内，加少许饴糖，上笼隔水炖熟，即可食用。

用法：每日1剂，可常服。

专家解方 银耳性味甘平，具有养胃生津、补肾益精的作用。饴糖具有温补脾胃的功效，配合使用，适用于溃疡病伴有胃部虚寒、返酸、食欲较差、大便不成形的病者。

白菜汁

材料：

小白菜250克，白糖适量。

制法：

将小白菜洗净，剁碎，加入食盐少许，腌10分钟，用洁净纱布绞取汁液，加入白糖即可饮用。

用法：每2～3日1剂，分次饮完。

专家解方 小白菜具有清热生津、消食的功效，可用于辅助治疗消化性溃疡；但性偏凉，如果病者有胃脘虚寒、大便不成形者，则不宜使用。

吐酸

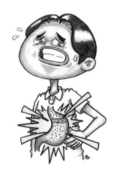

　　部分人士在饭后常出现胃中酸水上泛，有的即使不是在进餐后，也会出现类似的症状，这种情况称为吐酸。吐酸与上消化道运动功能障碍相关，但确切的病理机制仍不十分清楚。其中饮食不节是重要的原因之一。

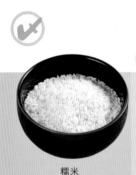

糯米

［食疗法］

　　饮食以清淡、易消化为主。

　　少吃在胃中停留时间长、难以消化的食物，如糯米类制品。尽可能少吃易于刺激胃酸过量分泌的食物，如辣椒、生蒜、腌制类食品等。少吃甜腻的食物。

　　不吃生冷水果。忌烟酒。

　　不要进食后立即睡觉。

[食疗方]

乌贼骨冲剂

材料：

乌贼骨90克，白糖适量。

制法：

将乌贼骨研成极细末，装瓶备用。用白糖水调服。

用法：每次 3 克，每日 3 次。以 10 日为 1 个疗程。

> **专家解方** 乌贼骨的主要成分是碳酸钙，具有中和胃酸的作用，可用于吐酸症。如果吐酸的同时，又伴有胃寒的情况，可用生姜汤冲服乌贼骨粉。

鲜香橼茶

材料：

鲜香橼适量。

制法：

将鲜香橼用沸水冲茶。

用法：平时饮用。

> **专家解方** 此法对因肝气郁结所致的吐酸效果较好。这一类型的吐酸通常伴有胸胁满闷、嗳气、两胁胀痛等症状，如果你有这种情况，不妨试试具疏肝理气作用的鲜香橼茶。

通菜汤

材料：

通菜250克。

制法：

将通菜洗净，切段，加水适量煮熟，加调味品适量。

用法：吃菜饮汤。每 2 ～ 3 日 1 剂，分次饮用。

> **专家解方** 用于吐酸，伴有心烦口苦的患者。

消化不良

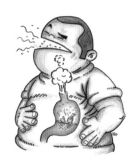

消化不良是指食物不能正常消化，引起胃肠功能紊乱的病证，多由暴饮暴食、过多吃生冷或不洁食物，及偏嗜某些食物而引起。平时脾胃虚弱的朋友或病后消化力差的患者，易患本病。

本病的主要临床特征为：中上腹胀满疼痛，呕吐，恶心，嗳酸腐气味，或吐或泻，大便干结，或大便黏滞难下。与饮食失调、脾胃虚弱、肝气郁结等因素相关。

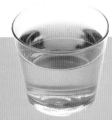

梅酒

[食疗法]

饮食有节，定时定量。

饮食宜清淡、易消化，以流质和半流质为主。

少吃辛辣、苦涩、刺激性食品。

不要暴饮暴食，不要多食肥甘厚腻食品，不贪食、偏食，不吃生冷食品。忌酒。

[食疗方]

肉积方

材料：

山楂100克，水适量。

制法：

将山楂加水煮至熟，去渣饮汤。

用法： 每日1剂，分2～3次饮用。

专家解方 山楂有消肉积的作用，主要用于因肉食过多后引起的消化不良。

鲜萝卜汁

材料：

红萝卜适量。

制法：

将新鲜红萝卜洗净，切成小块，榨取萝卜汁，温服。或者可用红萝卜60克煮汤服。

用法： 萝卜汁每日1剂，分2～3次饮用。红萝卜汤每日1剂，10日为1个疗程。

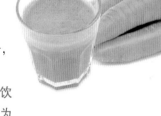

专家解方 消化不良患者，如果伴有嗳腐吞酸、食纳减少，可选用此法。红萝卜可帮助消化，对食积明显的消化不良，有显著的治疗作用。

呃逆

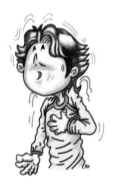

呃逆，是指喉间呃呃连声，声短而频，常常不能自制，可由多种原因诱发；但饮食不节是引起本病的重要原因，如：过食生冷或寒凉食物，饮热汤热茶后吃冷饮。本病多为一过性，却干扰日常生活。如久病重病出现呃逆，则表明病情凶险。

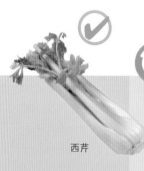

西芹

[食疗法]

食宜温暖，且应有适当汤汁同进。因为干硬、黏稠的食物会刺激消化道，促使胃气上逆而导致呃逆。

应常食保持大便通畅的食物，如富含纤维素的蔬菜、水果等。

少吃冷饮、凉菜、凉茶等。

不要在饮热食之后，立即食用冰镇食物。不要在酒酣之后，以冷水解渴。

[食疗方]

柿蒂饮

材料：

柿蒂4枚。

制法：

沸水冲沏柿蒂，代茶饮。

用法：每日1剂，分次饮用，不愈再服。

专家解方 如呃逆声音洪亮，伴口干舌燥、大便困难者，可尝试此方。因柿蒂性平，可降逆止呃。

- -

糖醋可乐

材料：

红糖10克，米醋50毫升。

制法：

将红糖、米醋搅匀，缓缓服下。

用法：每日1剂，分次饮用。

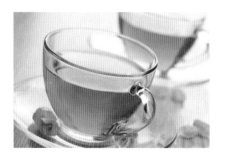

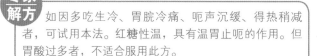
专家解方 如因多吃生冷、胃脘冷痛、呃声沉缓、得热稍减者，可试用本法。红糖性温，具有温胃止呃的作用。但胃酸过多者，不适合服用此方。

口疮

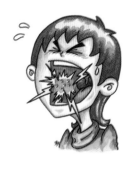

　　口疮，指的是口腔黏膜上出现黄白色如黄豆或豌豆大小的溃疡点，甚至溃烂，局部灼热疼痛的一种病证。常与阴虚内热的体质、过食辛辣滋腻的食物、营养不良、维生素 B_2 缺乏、内分泌紊乱、糖尿病、便秘、口腔慢性病灶（牙周炎、龋齿、残余的牙根）有密切关系。饮食调理对治疗口疮有很大的帮助。

 [食疗法]

　　饮食宜清淡，温凉宜相当，多吃粥，多喝汤，多吃富含维生素 B_2、维生素 C 和优质蛋白质的食物，如：动物内脏、蛋类、大豆、草莓、鲜枣、梨、豌豆苗、椰菜、芫荽等。

豌豆苗

　　少吃辛辣、温热性食物，如羊肉、辣椒、芥末、胡椒、生葱、生姜、生蒜等，少吃煎、炸、酸、咸、腌、腊制食品。

　　不吃鱼、虾、蟹。忌烟酒。

🍲 ［食疗方］

西瓜汁

材料：

新鲜西瓜1个。

制法：

西瓜取汁，备用。取适量瓜汁含于口中，2分钟后咽下，再含再咽。

用法：每日1剂。

专家解方 西瓜能清热生津，因过多食用辛辣、温热的食品，出现口腔溃疡、口燥咽干的病者，可试用本法。

止痱茶

材料：

绿豆50克，菊花10克。

制法：

将绿豆洗净，加水300毫升，煮沸10分钟，取汁冲沏菊花。

用法：凉后漱口，漱完再饮余下茶汁，每日1剂。

专家解方 菊花具清热解毒的功效，绿豆可退火，如口腔溃疡，伴有口干口苦、咽痛、大便干结者，属胃火内盛，可尝试本方。

山药粥

材料：

山药30克，粳米100克。

制法：

将山药切碎，与粳米共煮粥。

用法：每日1剂，可作为日常生活的辅食。

专家解方 口疮并非全因实火引起，脾胃虚弱也是常见原因。临床上口疮反复发作的患者，若伴有：食欲不振、大便不成形，此属脾胃虚弱。山药、粳米能健脾养胃，可试用此方。

呕吐

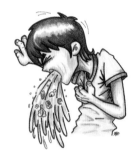

呕吐，是指胃内容物从口吐出。起病原因较多，外感风寒、暴饮暴食、过量饮酒、过多吃不易消化的食物等，都可引发呕吐。身体虚弱，更易发病。此外，误食有毒食物或药物、蛔虫扰胃也是常见的发病原因。

呕吐时怎么办呢？最保险的办法当然是立即去看医生，有生活经验的朋友通常采取一些食物疗法，以缓解症状。

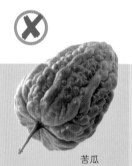

苦瓜

[食疗法]

宜少食多餐，以易消化食物为主。

少吃难消化食物。

不吃生冷瓜果、肥甘厚腻、辛辣、香燥食物。不吃气味重的食物。不吃不洁食品。

食疗方

粉锅巴

材料:

饭锅巴1块,生姜10片。

制法:

用饭锅巴1块,焙焦研为细末。用生姜煮汤。

用法:以生姜汤送服。

专家解方 生姜,被称为"呕家圣药",治疗呕吐有速效。饭锅巴在烘焙过后,有消食功效,对食物积滞所致的呕吐有效。若用烤焦的馒头也可同样奏效。

丁香汤

材料:

母丁香5粒,陈皮10克。

制法:

将母丁香捶碎,与陈皮一同放入锅中,加水200毫升,煎取100毫升,去渣。

用法:热饮,分次饮用,每日1剂。

专家解方 母丁香是丁香未成熟的果实,具有温胃散寒止呕的作用,且气味较淡,易于服用,与生姜一同煎汤,止呕力量较强。本方对过食生冷引致的呕吐,或伴有胃中寒凉,甚至觉胃中有冰块感觉的病者,有良好效果。

葛花汤

材料:

葛花30克,生姜10片。

制法:

将葛花洗净,与生姜一同用200毫升水煎煮30分钟,去渣取汁。

用法:分次饮用。

专家解方 适用于过量饮酒所致的呕吐。葛花最善解酒毒,并可调和脾胃,对饮酒过度所引起的头痛头晕、烦渴、胸膈饱胀都有一定的疗效。当然,此法虽说有效,但最佳的方法是不要饮酒过量。

吐血

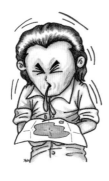

　　吐血，是指血液随呕吐从口而出。经常听说十二指肠溃疡可引致吐血，其实急性胃炎、慢性胃炎、胃癌、肝硬化合并食道胃底静脉曲张等，以及消化系统以外的疾病，如白血病（血癌）、尿毒症、血管炎等，也都可引致吐血。如果发生了吐血，不要惊慌，应尽快去看医生，找出原因，及时治疗。饮食方面也需多加留心。

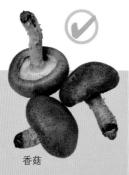

香菇

[食疗法]

　　饮食以清淡、易消化为主。

　　适当禁食。吐血发生后24～48小时内禁食，禁食停止后，应以流质饮食为主，且要注意少食多餐。

　　不要暴饮暴食。不吃辛辣、油腻的食物。忌酒。

　　饮水不要太烫，以免引致再次出血。

　　不吃粗硬食物。特别是肝硬化合并食道胃底静脉曲张的病人，一定要注意。

[食疗方]

马莲汤

材料:

鲜马兰头100克, 鲜白茅根100克, 莲子、红枣适量。

制法:

将鲜马兰头、鲜白茅根洗净, 放入锅内, 加水适量, 煎煮30分钟, 去渣, 再加入以水发泡过的去芯莲子和去核红枣, 加水适量, 再煎煮60分钟左右, 去渣取汁, 温服。

用法: 每日1剂。

专家解方

马兰头, 具止血功效, 可用于呕血, 也可用于尿血、便血等。白茅根可凉血止血。莲子有清心火凉血的功效。合用止血作用更强。

白莲糊

材料:

白及100克, 莲子30克。

制法:

将白及和去芯莲子研成细粉, 装瓶备用。用开水调成稀糊状。

用法: 每服10克, 每日2次。

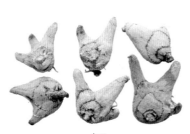

白及

专家解方

白及具有止血的功效, 可用于治疗多种出血症。其黏液质成分能缩短凝血时间及抑制纤溶作用, 具有较好的局部止血效果。

腹痛

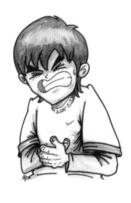

腹痛，指的是以胃脘以下、耻骨毛际以上部位发生的，以疼痛为主的疾病。腹腔诸多脏器，如肝、胆、脾、肾、大肠、小肠的病变，都可发生腹痛。引起腹痛的原因很多，如外感风、寒、暑、湿邪气；或忧思恼怒，饮食劳倦；或虫积、癃闭、疝气等疾病。此外素体阳虚、正气不足，抗病能力低下也是腹痛的诱发因素。明确腹痛的原因，及时治疗，并注意日常生活的调摄，对腹痛的康复很重要。

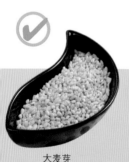

大麦芽

〔食疗法〕

多食易消化富有营养的食物。

进食时宜细嚼慢咽，使食物得到充分的消化。饭后不宜立即进行剧烈运动。

少吃或不吃难于消化的食物。少吃辛辣、油腻的食物。

忌暴饮暴食，不吃生冷、不洁的食物。因过饱引起的腹痛，宜少吃或暂时禁食。

姜糖饮

材料：

生姜20片，红糖50克。

制法：

将生姜洗净，加水250毫升，煮沸后，调入红糖。

用法：每日1剂，分次饮用。

专家解方 生姜、红糖性温，具有温中散寒的功效，可用于寒性腹痛。这种腹痛常伴有：腹部喜温喜按、恶寒、喜饮热水等。

茴香粥

材料：

小茴香10克，粳米100克。

制法：

将小茴香洗净，放入砂锅内，加适量清水煎煮，去渣留汁，放入粳米并加适量水，同煮成粥。

用法：每日1剂，早晚餐服用，连服5日为1个疗程。

专家解方 小茴香具有温中散寒作用，对脘腹胀痛、食欲不振、胃寒呕吐者，有较好的疗效，可试用。

葛根糊

材料：

葛根粉10克，绿豆50克。

制法：

将葛根粉以少量冷水调匀备用。将绿豆洗净后放入砂锅内，加适量清水煎煮，待绿豆煎至微烂时，取沸汤冲泡葛根粉成半透明的糊状，加适量的白糖调味即可。

用法：每日1剂，温热服。

专家解方 葛根、绿豆具有清热作用，可清热解毒、化湿健脾，适用于腹痛吐泻、烦热口渴、小便短少色黄的情况，即腹痛偏于湿热证型者。

黄疸

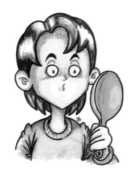

　　黄疸是一种症状，指皮肤、巩膜、小便黄染，原因在于血液中的胆红素含量升高。如胆红素含量超过 17 μ mol/L，便会发生黄疸。通常将胆红素的含量超过正常值，但是未出现肉眼可见的黄疸，叫做隐性黄疸。

　　黄疸可见于多种疾病，如常见的急性传染性黄疸性肝炎、胆道疾病、溶血性黄疸等等，当然部分肿瘤也可引致黄疸。因此，出现黄疸时，必须查明原因，及时治疗。

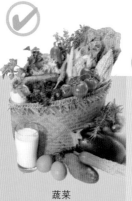

蔬菜

[食疗法]

　　注意饮食营养，保证能量供给。黄疸病人多伴有明显的食欲减退，可适当注意给予高糖、高蛋白、高热量、低脂肪食物。多食水果、蔬菜。

　　不吃生冷、不洁食物，不吃辛辣肥腻煎炒食物。忌暴饮暴食。忌酒。

[食疗方]

茵陈粥

材料：

茵陈30克，粳米100克，白糖适量。

制法：

将茵陈洗净，煎汁，去渣，入粳米后加水适量，待粥近熟时，加入白糖，稍煮沸即可。

用法：每日1剂，分次食用。

专家解方

茵陈具有清利湿热作用，可用于治疗黄疸。现代研究表明，茵陈具有较强的利胆作用，可明显增加胆汁的分泌，增加胆汁中的固体物、胆酸及胆红素的排泄，因此退黄作用较好。对黄疸病人合并有口干口苦、面部油垢、舌质红等症状时，推荐使用。

马菜粥

材料：

马齿苋100克，荠菜100克，粳米100克。

制法：

将新鲜马齿苋、荠菜洗净切碎，与粳米一同放入锅内，加水适量，煮粥食用。

用法：每2～3日1剂。

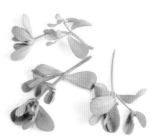

马齿苋

专家解方
此方可用于治疗急性肝炎所引起的黄疸。马齿苋、荠菜有清热解毒作用，民间常用于治疗黄疸。

急性肝炎

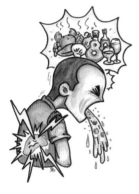

急性肝炎是指由肝炎病毒（包括甲型、乙型、丙型、丁型、戊型、庚型）引起的传染病，具有传染性较强、传播途径复杂、流行面广泛、发病率高等特点。如果急性肝炎得不到及时治疗，部分乙型、丙型及丁型肝炎病人可演变成慢性，并可发展为肝硬化、肝癌，对健康危害甚大。

本病一年四季均可发生，临床常见症状为：厌油腻食物，恶心，乏力，腹痛明显，面目发黄，尿黄，发热等。合理饮食，加强营养，对肝炎病人的康复有益。

［食疗法］

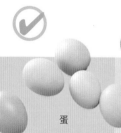

蛋

可适当多食"高蛋白、高糖、高热量、低脂肪"饮食，注意富含维生素 B、维生素 C 类食品的补充，如鱼类、肉类、蛋类、豆制品、蔬菜、瓜果等。

少吃刺激性强的食物，如葱、姜、蒜及煎炸食物。

不宜过饱，宜少食多餐。若腹部胀气较甚，应少吃或不吃牛奶、蔗糖、山芋等产气食物。

不可暴饮暴食。戒酒。

鸡骨草汤

材料：

鸡骨草20克，大枣10枚，瘦肉100克。

制法：

将鸡骨草、大枣洗净，与瘦肉一并放入锅内，加水适量煎煮，入食盐少量调味。

用法：去渣，吃肉喝汤。每日1剂。

专家解方 鸡骨草是民间治疗急性肝炎的常用药物，有清热利湿退黄作用。急性肝炎患者，出现身目黄如橘子色、烦热胸闷、恶心呕吐、口苦而干、胁痛腹胀、倦怠乏力、皮肤瘙痒、小便黄赤等症状，可试用此食疗方。

鲤鱼陈皮煲

材料：

鲤鱼1条，赤小豆120克，陈皮6克。

制法：

将鲤鱼去鳞及内脏，洗净，与赤小豆、陈皮共煲，烂熟后，佐餐食用。

用法：每2～3日1剂。

专家解方 陈皮可理气疏肝，赤小豆可清热祛湿，而鲤鱼性味甘平，具有利水功效。因此，本方具有清热利湿褪黄作用，可用于肝炎患者，伴见心烦易怒、胸闷喜叹息、胁肋胀痛、腹胀嗳气、纳食不香等症。

陈花粥

材料：

茵陈30克，金银花20克，粳米100克。

制法：

先将茵陈、金银花加水1000毫升，煎至100毫升，去渣取汁，入粳米，加水适量，煮至米烂汤稠，加白糖少许，稍煮一沸即可。

用法：每日1剂，分2～3次服，7～10天为1疗程。

专家解方 茵陈、金银花是治疗肝炎的良药，如果肝炎患者症见口苦而干、胁痛腹胀、倦怠乏力、小便黄赤等症，不妨试此方。

慢性肝炎

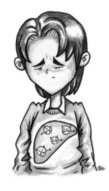

　　慢性肝炎多由急性肝炎得不到及时治疗迁延而来；如果此阶段仍不重视，可发展为肝硬化、肝癌。但是如果注意日常生活的调摄，加强饮食调养，可以控制慢性肝炎病情的发展，提高生活质量。

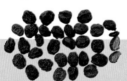

女贞子

🏥 ［食疗法］

　　可适当多食"高蛋白、高糖、高热量、低脂肪"饮食。

　　少吃刺激性强的食物，如葱、姜、蒜及煎炸食物。

　　不宜过饱，宜少食多餐。不要暴饮暴食。不要饮酒。

　　慢性肝炎后期，宜多吃一些具有健脾、补肾、养肝、益气养血作用的药食佳品，如黄芪、党参、枸杞子、女贞子、莲子、芡实、山药、红枣等。

[食疗方]

泥鳅煲

材料：

泥鳅1条(约200克)，豆腐250克。

制法：

将泥鳅去内脏洗净，煎熟后炖豆腐。

用法：每周 1 ~ 2 剂，佐餐食用。

专家解方 泥鳅性味甘平，具有补脾益气、祛湿和胃作用。慢性肝炎常伴有脾胃虚弱症状，如食欲减退、恶心、厌油、乏力、腹胀等，可选此方健脾和胃，宜常服。

补肝汤

材料：

花生、红枣各50克，白糖10克。

制法：

将花生加水煮至烂熟，放入红枣再煮，至枣熟时加入白糖。

用法：每2 ~ 3 日1剂，睡前服用，连
　　　服数日。

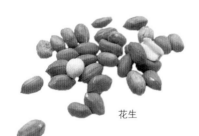

花生

专家解方 慢性肝炎后期，常合并明显的气血虚弱，伴见面色萎黄、纳食不佳、大便稀溏。红枣具有温补气血作用，花生又可生血，可选此方辅助治疗。

肝硬化

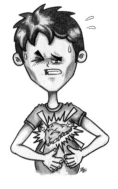

肝硬化是一种常见的慢性进行性、弥漫性肝脏疾病，多见于中年人士，且男性多于女性。肝硬化早期处于肝功能代偿期时，常缺乏特异性症状，可有乏力、食欲减退、消化不良、恶心、呕吐、右上腹隐痛和腹泻等症状，肝功能检查多在正常范围内或有轻度的异常。后期可出现肝功能减退、门脉高压及多系统受累的表现，可并发上消化道出血、肝性脑病、原发性腹膜炎、肝肾综合症、肝癌等。恰当的治疗及护理，对肝硬化病人的康复不可缺少。

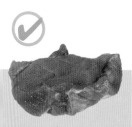

瘦肉

[食疗法]

多食高蛋白、高碳水化合物、高维生素类食物。如瘦肉、鱼类、豆类（包括豆制品）、新鲜蔬菜、瓜果、各种粗粮等。但少吃含大量粗纤维的食物，如芹菜、韭菜等。

多食蒸、煮、炖、烩、熬等法烹饪的柔软、易消化食物。少吃煎、炸、炒等法烹饪的坚硬、粗糙食物，以免引致上消化道出血。

不要暴饮暴食。不要饮酒（包括一切含酒精成分的饮料）。不吃辛辣刺激的食物。少吃罐头食品。

香菇汤

材料：

冬笋250克，香菇50克。

制法：

将冬笋、香菇放入锅内，翻炒约20分钟，加水、调味品煮沸而成，佐餐食用。

用法：每2～3日1剂。

专家解方 香菇性味甘平，入脾胃，可补脾益气、活血化痰，其成分中含有高蛋白、高糖、高纤维、低脂肪、高微量元素，对脾胃虚弱者有良效。而冬笋有疏肝解郁、升清降浊的作用，因而，整方可健脾疏肝。如果肝硬化病人出现肝郁脾虚、纳差乏力、肝区不适等症状，可试用此方。

泥鳅汤

材料：

泥鳅1条（约200克），芡实30克，薏苡仁30克，豆腐250克。

制法：

将泥鳅去内脏，洗净，加水、盐各适量，清炖至五成熟。用纱布将芡实、薏苡仁包好，放入锅内，加入豆腐，再炖至泥鳅熟烂，去药包。

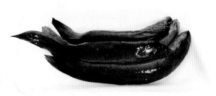

泥鳅

用法：吃泥鳅、豆腐，喝汤，分次食用。

　　　每2～3日1剂。可常服。

专家解方 泥鳅具有调中补虚、祛湿解毒、滋阴通络功效，《本草纲目》认为其可"暖中益气，醒酒、解消渴"。芡实、薏苡仁可健脾利水，故全方具有健脾补肾利水的功效。如果患者出现纳差、腹胀、性功能减退、齿衄、贫血、皮下瘀斑、黄疸、小便少或下肢浮肿等，可试用。

鼓胀

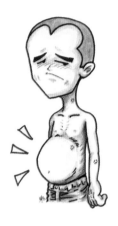

鼓胀，指腹部"如鼓般胀满"，是形容腹胀的严重程度。晚期肝硬化，可出现腹部胀大如鼓，皮肤苍黄，脉络暴露，这是鼓胀病的一种。除此之外，腹腔肿瘤、腹膜炎症、部分结缔组织病等也可出现此类症状。形成鼓胀病的原因，在于脾虚水湿内停、痰瘀内蕴为患。积极配合食疗，可缓解病情。

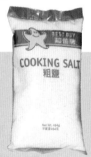

食盐

[食疗法]

注意营养平衡，保证充足的营养供给。以清淡、易消化饮食为主。

少吃肥腻及辛辣煎炸的食物。

注意控制食盐的摄取量，以低盐饮食为主。如果有小便量减少，应给予无盐饮食。腹水消除后，适当增加食盐的摄取量。

忌酒。

[食疗方]

母鸡汤

材料：

母鸡1只，五加皮20克，赤小豆50克。

制法：

将母鸡去毛及内脏后，洗净，斩成小块，在锅内加适量的水，将五加皮、赤小豆加入锅中，并加少量调料，煎汤，至肉烂熟。

用法：吃肉饮汤。每2～3日1剂。

> **专家解方** 本法对鼓胀偏于阳虚，伴有明显的恶寒肢冷、小便少、大便溏泄等症者较为适用。

鲤鱼赤小豆汤

材料：

鲤鱼1条（约250克），赤小豆50克。

制法：

将鲤鱼去鳞及内脏，洗净，微煎之后，与赤小豆一同放入锅中煮汤。

用法：吃鱼饮汤。每2～3日1剂，分次服用。

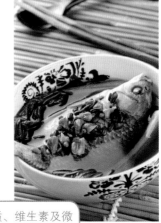

> **专家解方** 鲤鱼的营养成分很高，含大量蛋白质、维生素及微量元素，具有利水消肿的作用，是治疗鼓胀的食疗良品。赤小豆亦可利水消肿，与鲤鱼配合，可有效地辅助治疗鼓胀病。

胆囊结石

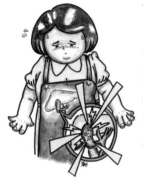

胆囊结石多见于女性及肥胖患者，部分患者没有任何不适，有些患者可表现为阵发性右上腹隐痛，伴嗳气、恶心，严重者可突发右上腹绞痛，呈阵发性加剧，同时向右肩或胸背部放射，伴有发热、呕吐、食欲减退等症状。

本病与饮食关系最为密切，长期高蛋白、高脂肪、高热量饮食，或不能定时进食，最易患本病。此外：劳累等精神因素也与本病发病有关。因此，合理膳食是控制胆囊结石的良策之一。

🏥 [食疗法]

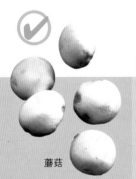

蘑菇

饮食定时定量，不可不吃早餐，空腹可造成胆汁淤积而发病。

多吃润肠食品，以保证大便通畅。多吃新鲜水果、蔬菜及蘑菇、木耳等。多吃淀粉类食物，以供给身体所需的热量，并适当增加运动量，以免发胖。

少吃精制糖。不吃油炸煎烤、肥腻、辛辣刺激性食物，以免增加胆囊的负担。

🍲 [食疗方]

金钱草粥

材料：

金钱草60克，粳米100克，冰糖20克。

制法：

将金钱草洗净切细，水煎取汁，去渣后加粳米、冰糖，煮粥。

用法： 本方可作为日常辅食，每2～3日1剂。

专家解方 金钱草具有较强的利尿作用，并且可促进胆汁排泄，还有排石作用。整方适用于胆囊结石反复发作、口干口苦、小便色黄者。

玫瑰花茶

材料：

玫瑰花(干品)5克。

制法：

沸水冲泡。

用法： 代茶饮，不限时日。

专家解方 玫瑰花性味甘微苦，具有理气解郁、活血散瘀的功效，可促进胆汁的分泌，并有排石作用，可用于治疗肝郁气滞证。如果胆石症患者经常伴有右上腹胀闷不适、食欲不振，不妨试用本法。

三金茶

材料：

金钱草300克，郁金200克，鸡内金180克。

制法：

将上3味共研成细末，混匀，每次用15克，置于保温杯中，冲入沸水适量，盖焖20分钟后可用。

用法： 代茶频频饮服，每日冲泡1次。

专家解方 如患者反复右上腹部疼痛，牵及右肩背部，每因情绪不佳或进食油腻后加重，或出现全身黄染，皮肤瘙痒，大便呈陶土色，可服用本食疗方作为辅助治疗方法。

慢性胆囊炎

慢性胆囊炎临床表现不典型。部分病者可能常有右上腹隐痛、腹胀、嗳气、恶心和厌食油腻等消化不良症状，有的则感右肩胛下、右肋或右腰部隐痛，在站立、运动及冷水浴后更为明显。与饱食、吃油腻食物、劳累及精神因素有关。饮食调理对本病有辅助治疗作用。

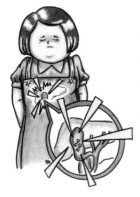

杏

[食疗法]

饮食宜清淡，食物以低脂肪、低胆固醇为主。适当多吃蔬菜、水果。

每日需保证充足饮水量。大量饮水可稀释胆汁，减少浓胆汁对胆囊壁的刺激。

少吃动物内脏、蛋黄、鱼籽、肥肉等，以免引起胆囊收缩而致疼痛。少饮牛奶。

不吃油炸、煎烤、辛辣刺激性食物。不吃偏酸食物，如：米醋、葡萄、杏、柠檬、番茄、山楂等。不可暴饮暴食。忌饮酒。

[食疗方]

绿豆蛋清饮

材料：

绿豆150克，鸡蛋1只（只取蛋白）。

制法：

将绿豆洗净，加水煨至烂熟时，调入鸡蛋白，再煮沸，酌加食盐调服。

用法：每2日1剂，连服 7～14 天。

专家解方 此方对胆囊炎反复发作，伴有右上腹疼痛不适的患者，较为适用。

玉英茶

材料：

玉米须300克，茵陈150克，蒲公英150克。

制法：

将上3味研末混匀，瓶装备用。每次取10～15克，置于保温杯中，冲入沸水适量，盖焖20分钟。

用法：代茶频饮，每日冲泡2次。

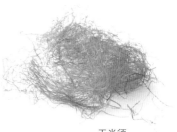

玉米须

专家解方 慢性胆囊炎患者，如出现恶寒发热、右上腹疼痛，有时伴皮肤、巩膜黄染、皮肤瘙痒，此属湿热内结。而玉米须、茵陈、蒲公英三药皆能清热利湿，利胆消黄，对湿热内结型慢性胆囊炎有良效。

急性细菌性痢疾

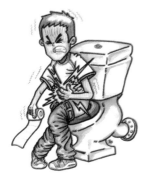

急性细菌性痢疾，俗称"急性菌痢"，是一种急性肠道传染性疾病，与饮食不洁有关，夏秋季节多见，儿童发病率较高。临床表现为腹痛、腹泻及排脓血便，常伴有不同程度的脱水，饮食调理可加速疾病的康复。

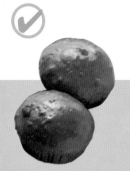

面包

[食疗法]

宜食用低渣、细软、清淡、易于消化的食物，如：米粥、面包、面条等。

少吃难消化、易胀气的食物，如：糯米制品、萝卜、南瓜、马铃薯、豆制品等。

不吃多渣、油腻及辛辣刺激性食物，如：竹笋、韭菜、芹菜、肥肉、海鲜、辣椒等。不吃生冷瓜果，如：黄瓜、西瓜、梨、莴苣、莲藕、竹笋、茄子等。

[食疗方]

马齿苋煎

材料：

马齿苋60克，绿豆60克。

制法：

将马齿苋洗净，切碎，加水适量，与绿豆同煎汤。

用法：每日 1 剂。

> **专家解方**
> 马齿苋有较好的清热止痢作用，绿豆可清热解毒，适用急性菌痢初起，出现腹痛、腹泻、大便脓血、口干口苦等症状。

止痢汤

材料：

鱼腥草60克，山楂60克。

制法：

将鱼腥草、山楂洗净，放入锅内，加适量水，煎成汤剂，去渣即可服用。

用法：每日 1 剂。

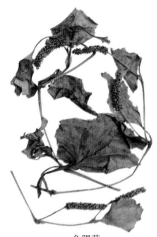

鱼腥草

> **专家解方**
> 如患者腹痛腹泻症状较轻，且有食欲不振、消化不良等症状，可试用本法。鱼腥草能清热解毒，山楂能消食，合用可以清热消食。

急性腹泻

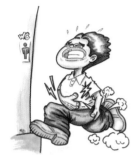

急性腹泻，是夏秋季节常见的胃肠道疾病之一。临床以起病急、腹痛、腹泻为主要症状，常与急性胃炎并发。究其病因，多与饮食不节、久病体弱有关。故急性腹泻患者，应该注意饮食调理。

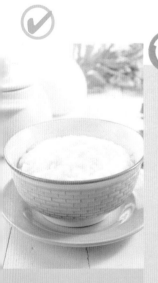

[食疗法]

饮食宜清淡，以低渣、细软、清淡、易于消化的食物为主，如：米粥、面包、面条等。食当温热，不可寒凉。少食多餐。

少吃难消化、易胀气的食物，如：糯米制品。

不吃多渣、油腻及辛辣刺激等不易消化的食物，如：竹笋、韭菜、芹菜、肥肉、辣椒及海鲜等。不吃生冷瓜果，如：黄瓜、西瓜、梨、莴苣、莲藕、竹笋、茄子等。有滑肠作用的食物不可多服，如麻油、牛奶、核桃等。

[食疗方]

银花粥

材料:

金银花15克,莲子10克,粳米100克。

制法:

先将金银花煎取药汁,去渣,加适量清水,和莲子、粳米共煮成粥。

用法:每日1剂,分2次服,温热食。

专家解方 急性肠炎常见:腹痛,腹泻,泻下急迫,心烦口渴,此时可尝试本方。金银花能清热解毒,莲子能渗湿止泻,整方具有清热祛湿止泻的作用。

醋大蒜

材料:

大蒜适量,醋适量。

制法:

取大蒜适量,去皮浸入醋中3日。

用法:腹泻时每餐吃6瓣,每日3次。

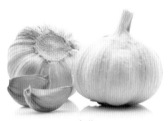

大蒜

专家解方 大蒜能杀死多种细菌和真菌,对急性肠炎尤为有效,且简便易行。

便秘

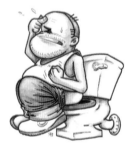

便秘，是一种症状，主要表现为大便排出困难，或者是排便时间延长。该症状可出现于多种病证中，与饮食及排便习惯不良有关，情志因素、内分泌失调等是本病重要的诱发因素。随着生活工作节奏的加快，便秘的问题也愈加困扰人们的日常生活。

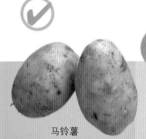

马铃薯

[食疗法]

多吃含粗纤维素多的食物，如：新鲜蔬菜、水果、豆类、粗粮、马铃薯等。多吃有润肠通便作用的食物，如：香蕉、牛奶、蜂蜜、芝麻、核桃等。

平时注意饮水，正常人每日应饮水1500～2000毫升，每日晨起后空腹饮温开水1杯，或者是淡盐开水，或者是蜂蜜水1杯，均可促进肠道蠕动，润肠排便。

不饮烈酒、浓茶、咖啡，不吃辛辣刺激性食物。

[食疗方]

核桃饮

材料：

核桃仁适量，白糖适量。

制法：

将核桃仁微炒后，捣烂，加入少许白糖拌匀即成。

用法：日服2次，每次服15克，热开水送服。2周1个疗程。

专家解方 年老体弱，大便秘结不通，或伴有痔疮者可选用本法。因为核桃仁能滋补肝肾，又可润肠通便，一举两得。

红萝卜汤

材料：

红萝卜150克，水适量。

制法：

将红萝卜洗净，去皮切块，煮汤服。

用法：每日1剂。

专家解方 本法适用于长期便秘、且伴有消化不良的病者。红萝卜能消食，对食积便秘较为适宜。

首乌粥

材料：

何首乌30克，粳米100克。

制法：

将何首乌煎水取汁，去渣，与粳米、清水适量共煨粥，调味服食。

用法：每2～3日1剂，分2次服。

专家解方 何首乌除能养血安神外，还有通便作用，对失眠、大便秘结者，有良效，可试用本法。

便血

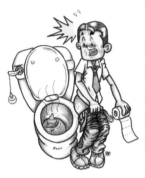

便血是指血液与大便一起混杂而下，或是单纯的血液从肛门而出。近肛门部位的出血常为鲜红色，而距肛门较远部位的出血，常为黑色甚至类似柏油样。便血原因很多，如消化性溃疡、十二指肠炎症、肝硬化、消化道肿瘤、息肉、出血坏死性小肠炎、溃疡性结肠炎、胆道结石、血液病、尿毒症等。如果出现便血，必须及时进行检查，以便进行有效的治疗，同时可配合食疗。

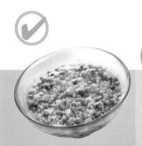

绿豆小米粥

[食疗法]

以半流质、易消化、少刺激性的饮食为主。

并发便秘时，多吃含粗纤维素多的食物，如：新鲜蔬菜、水果、豆类、粗粮、马铃薯等。多吃有润肠通便作用的食物，如：香蕉、牛奶、蜂蜜、芝麻、核桃等。

平时注意饮水。

不饮烈酒、浓茶、咖啡，不吃辛辣刺激性食物。

白及粥

材料:

白及10克,山药10克,三七10克,莲藕30克,粳米100克,红糖适量。

制法:

将白及、山药、三七研粉备用。莲藕洗净,水煎两次,去渣取汁,加水适量,加粳米同煮。待粥将成,加入白及粉、三七粉、山药粉共煮5~10分钟,加入红糖调匀。

用法:每日1剂,连用5~7日。

专家解方 白及、三七粉都具有止血功效,山药具有健脾功效,常用于脾虚型便血,常伴有:大便稀溏、全身乏力、食欲不佳。

双炭粉

材料:

丝瓜络炭15克,棕榈炭15克。

制法:

将丝瓜络、棕榈炒炭,研末。

用法:每次服2克,每日2次。

专家解方 丝瓜络炭、棕榈炭,都具有止血收涩功效,因此,双炭粉可用于直肠及痔疮出血患者。

槐花粥

材料:

槐花20克,黑木耳20克,红枣20枚,粳米100克。

制法:

将槐花、黑木耳、红枣、粳米,加水煎煮,加入适量红糖调服。

用法:每日1剂,连服1周。

专家解方 木耳含铁质丰富,与红枣同煮,是治疗贫血的良方。槐花具有止血作用,与木耳、红枣合用,可补血止血,对血气虚弱型便血有良效。需要注意的是:如果患者有腹泻,即使并发便血,也不适用此方法。

中风

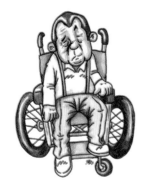

　　中风，现代医学称为脑卒中或脑血管意外，一般起病急、变化快，常表现为突然昏倒、不省人事，伴有口眼歪斜、半身偏瘫、口齿不清，或不经昏厥而出现半身不遂、口眼歪斜。诱发因素包括饮酒、饱食、情志失调。饮食因素在中风发病中占重要地位。

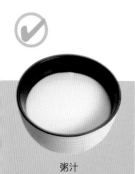

粥汁

［食疗法］

　　中风先兆期，宜选用清淡、易消化食物，多吃新鲜水果和蔬菜。

　　中风昏迷期，可通过鼻饲管给予低盐、低脂流汁，如：粥汁、果汁、豆浆等，以维持必要的热量供应。

　　中风瘫痪期，宜选择营养丰富、易于消化的食物，如乳类、蛋类、豆制品、鱼类、新鲜蔬菜、水果等。

　　禁烟酒。少食动物脂肪和高胆固醇食物。

　　食盐摄取每日不超过 10 克。

⟨食疗方⟩

三汁饮

材料：

竹沥100毫升，莲藕汁100毫升，生姜汁10毫升。

制法：

将三汁混匀即成。

用法：入鼻饲管内频滴，每4小时滴入50毫升。

> **专家解方** 中风昏迷期，如伴有意识障碍，可试用本法。本法能涤痰、醒脑、开窍。

天麻枸杞粥

材料：

天麻9克，枸杞子15克，红枣7枚，人参3克，粳米100克。

制法：

将上述4味加水煮沸后，用文火煎煮20分钟。去天麻、枣核，加入粳米，共煨粥。

用法：每2～3日1剂，连服2周。

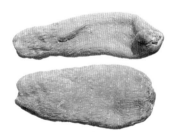

天麻

> **专家解方** 中风瘫痪期，血压偏高者，可长服。因天麻能平肝潜阳，枸杞子、人参能益气养阴，对气阴不足、肝阳偏亢者，尤为适用。

失眠

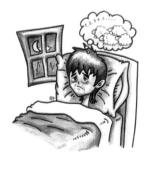

睡得是福。夜不成眠，极为痛苦。常表现为：入睡困难、睡后易醒或晨醒过早，并伴有多梦，严重者整夜不能入睡。偶尔失眠对人体不会有大影响，但是长期失眠则使人精神疲惫、心神不宁。《黄帝内经》说："胃不和则卧不安。"饮食失调是导致失眠的重要因素，饮食调养对改善失眠有一定的帮助。

[食疗法]

冬瓜

饮食以清淡易消化为主，如：豆类、奶类、谷类、蛋类、鱼类。多食水果蔬菜，如冬瓜、菠菜、苹果、橙等。多摄取具有补心安神作用的食物，如：核桃、百合、莲子、浮小麦、蜂蜜等。

少吃油腻、煎炸、熏烤食品。忌饮浓茶、咖啡。忌食辛辣刺激性食物。

晚餐不可过饱，睡前不宜进食，不宜大量饮水。睡前饮牛奶一杯，有助于睡眠。

🍲 ［食疗方］

莲子羹

材料：

瘦肉100克，莲子50克。

制法：

将莲子洗净、去核，瘦肉切成小块，加水共煨炖至烂熟，加少许调味品服食。

用法：每日 1 剂，连服 1 周。

专家解方 莲子可益气健脾，养心安神，对于失眠伴有少气、懒言、疲倦乏力的患者，可选用此方。

酸枣仁粥

材料：

酸枣仁20克，白术10克，粳米100克。

制法：

1.将酸枣仁、白术加水煎汤，去渣取汁。
2.放入粳米，加水适量煨粥，调味服食。

用法：每日 1 剂，连服 1 周。

专家解方 酸枣仁能养心安神，白术能益气健脾，两药合用，对心脾两虚的失眠，伴见心慌、食少乏力的病者，可收到良好效果。

安神粥

材料：

莲子芯10克，浮小麦30克，粳米50克。

制法：

先取浮小麦加水煎汤，去渣后，加入莲子芯、粳米，加水适量，共煨粥，调味服食。

用法：每日 1 剂，连服 1 周。

专家解方 此方对更年期女性的失眠尤为适用。莲子芯、浮小麦除能安神外，还能清心除烦。

肋间神经痛

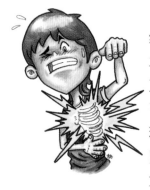

肋间神经痛，是指胸神经根或肋间神经分布区的疼痛，大多数肋间神经痛属继发性。常由退化性胸椎病、胸椎结核、强直性脊椎炎、胸椎损伤、脊髓肿瘤等原因引起，症状表现主要是从胸背沿肋骨呈半环状的剧烈放射性疼痛、刺痛或灼痛，呈阵发性或持续性。深吸气、咳嗽、打喷嚏或活动后可加剧疼痛。注意饮食调护，可缓解肋间神经痛的症状。

[食疗法]

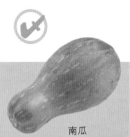

南瓜

以清淡、易消化食物为主。

少吃难消化、易产气的食物，如糯米制品、萝卜、南瓜、马铃薯、豆制品、蔗糖。少吃含脂肪多的食物，如奶油蛋糕、肥鸡、肥鸭、动物油、油炸食品等。

忌生冷食物，尤其在发作期。忌酒，因酒可刺激神经兴奋，使疼痛加重，不利于病情康复。

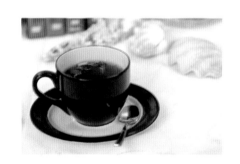

[食疗方]

良姜槟榔散

材料：

高良姜、槟榔各50克，粳米100克。

制法：

高良姜、槟榔等分，炒研末，以粳米煮粥。

用法： 每次以粥调服良姜槟榔末9克，每日服2次。

专家解方 高良姜具有温中理气功效，槟榔有行气止痛作用，粳米可和中养胃。整方可用于肋间神经痛，伴有恶寒、过寒痛甚、两胁胀满、遇情志刺激更甚等症状的病者。

合欢花茶

材料：

合欢花适量。

制法：

以合欢花适量，用沸水冲泡。

用法： 代茶饮。每日1剂。

专家解方 合欢花可理气、宽胸、止痛。患肋间神经痛的患者都可饮用。

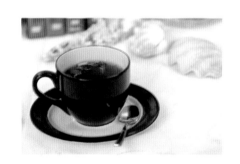

腰痛

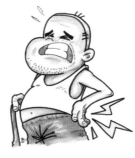

腰痛是泛指腰背部的疼痛，涉及的病变范围很广，包括：现代医学的腰部内伤，腰肌、腰背筋膜、臀部慢性损伤，腰椎骨质增生，腰椎间盘突出，脊髓病变，以及转移性肿瘤、内脏病变引起的腰部疼痛。出现腰痛症状，需及时查明原因。

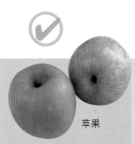

苹果

[食疗法]

多吃富含纤维素的食物，如：芹菜、菠菜、通菜、苹果、香蕉等，以保持大便通畅。

适度选用具有温运气血、散寒暖肾作用的调味品，如：桂皮、花椒、豆蔻、茴香等。

少量饮用葡萄酒、黄酒等。

不吃寒凉收涩的食物，如醋、酸菜、泡菜、石榴、杨梅等。

[食疗方]

核桃粥

材料：

核桃仁30克，粳米100克。

制法：

取核桃仁、粳米，加水共煮粥。

用法：每2～3日1剂，可长期服用。

专家解方 本方适用于腰膝酸软、全身乏力，劳累或疲倦后症状加重等腰痛症。核桃能补肾壮腰，可长期服用。

韭菜子粥

材料：

韭菜子15克，粳米100克。

制法：

将韭菜子用纱布包好，加水煎汤，用韭菜子汤煮粳米成粥。

用法：每日1剂。

专家解方 韭菜子可温肾助阳。本方适用于腰痛伴有恶寒怕冷、小便清长等症状的患者。

猪肾汤

材料：

杜仲15克，猪肾（猪腰）2个，黄酒30毫升，葱、姜适量。

制法：

杜仲15克，水煎取汁。猪腰2个，去筋洗净切片。将猪腰、黄酒、葱、姜等加入杜仲汁中，加水适量，文火煨炖至熟，酌加调料即成。

用法：温服。每日1剂。

专家解方 杜仲具有补肾、祛风湿的作用。适用于腰膝酸软无力、易疲劳，劳累后症状加重，阴雨天发作明显的患者。

痛风

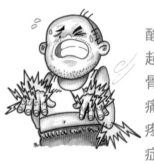

痛风，是由于体内嘌呤代谢紊乱，尿酸生成过多，超过肾脏的排泄能力，而引起的一组症状。部分尿酸可沉积于耳壳软骨、关节、结缔组织及肾脏，形成痛风石。痛风常表现为关节红、肿、热、痛，而且疼痛多发于夜间，常因剧痛而惊醒。痛风症状可自行消退，经数日、数年后可复发并进入慢性期。慢性阶段可见关节肿大、畸形、僵硬，少数病人会出现尿酸结石沉结于肾脏，引起肾脏功能的损害。控制饮食，少吃引起体内嘌呤增多的食物，是防止痛风发作的重要因素。

[食疗法]

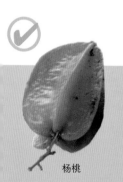

杨桃

多吃碱性食物，如：新鲜蔬菜、水果、苏打饼干、加碱馒头等。注意补充维生素 B、维生素 C、维生素 E 及微量元素铁、锌等。宜选取低盐饮食，同时多饮水。

限制膳食中的嘌呤摄取量。少吃或不吃富含嘌呤食物，如：各种动物内脏、浓肉汤、沙丁鱼。

限制蛋白质和脂肪摄取量。

忌酒。

[食疗方]

芹菜粳米粥

材料：

芹菜100克，粳米100克。

制法：

芹菜去黄叶后，洗净切碎，加粳米、清水，文火共煨成粥，粥成后放入少许调味品调服。

用法：每日1剂。

 专家解方 如痛风急性发作，可服用本方。

萝卜柏子汤

材料：

红萝卜250克，柏子仁30克。

制法：

将红萝卜洗净切丝，用植物油炒后，加入柏子仁，入清水500毫升，同煮熟，酌加食盐调味即可。

用法：食萝卜饮汤，每1～2日1剂，可长期服用。

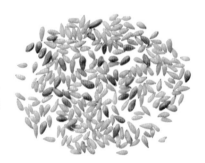

柏子仁

专家解方 红萝卜配柏子仁，可消滞通便，有利于尿酸的排泄。痛风急性发作者，可服用。

盗汗

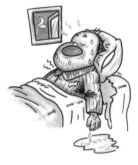

晚上入睡后汗出，醒后汗止，称为盗汗。常见于结核病（肺结核、肠结核、淋巴结核等）、淋巴瘤、慢性疲劳综合征等。另外也有许多原因不明的盗汗。所以出现盗汗时，要及时诊断清楚，以利治疗。

［食疗法］

加强饮食营养，以易消化、有营养食物为主。

少吃生冷食品，否则可造成胃胀呆滞，出现消化不良，加重病情。

不吃辛辣刺激食物，如葱、姜、韭菜、蒜、芳香调味品等。不吃油腻食物。

多汗患者体质多虚，消化功能低下，食用油腻食品更影响消化功能，加重病情。

葱

⊜ ［食疗方］

虚汗停

材料：

生龙骨、生牡蛎各15克，糯米100克。

制法：

将生龙骨、生牡蛎水煎取汁，再与糯米共煨粥。

用法：每2～3日1剂，连服5～7次。

 专家解方 可用于多种形式的体虚盗汗。

浮小麦糯稻根粥

材料：

浮小麦、糯稻根须各30克，大枣10枚，粳米100克。

制法：

用水两大碗，加入浮小麦、糯稻根须、大枣，煎成一大碗，去渣取汁，加入粳米及适量水，煮成粥。

用法：每日服用。连服5～7日。

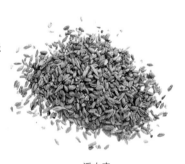

浮小麦

专家解方 糯稻根须是止盗汗的良药，以浮小麦、大枣配糯稻根须，可起到收敛止汗作用。

遗精

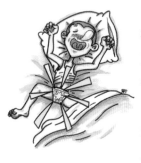

遗精，是指不因性交而精液自行泄出。神经衰弱、前列腺炎、精囊炎等疾病常引致遗精。男性青年于发育成熟后，在没有性生活的情况下，每周１～２次遗精是正常的，如果每周２次以上，在睡梦中发生遗泄，或在清醒时精自遗出，并有头晕、耳鸣、精神萎靡、腰酸腿软等症状，那就是病态了。此时，一方面要注意精神调养，排除杂念，同时应注意生活起居，节制性欲，晚间进食不要过饱，同时注意饮食调养。

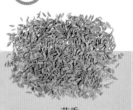

茴香

😊 ［食疗法］

不要酗酒，不饮咖啡和浓茶。

少吃绿豆、冬瓜、黄瓜、芹菜、马蹄等寒凉性食物。

不吃温燥壮阳食品：如动物阴茎、鹿肉、海马、蚬肉、鸽蛋、雀蛋、胡椒、茴香等。不饮生冷饮料。不吃肥腻、油炸、酸味食物。

[食疗方]

芡实莲子饭

材料：

粳米150克，莲子30克，芡实30克。

制法：

将粳米、莲子、芡实共入锅内，焖熟。

用法：每2～3日1剂，连服5～7次。

专家解方　芡实有健脾固涩的功效，而莲子可清心除烦、益肾固精，两者合用，可适用于遗精伴有全身酸楚不适、四肢无力、食欲不振的病者。

二子粥

材料：

韭菜子6克，炒车前子12克，核桃仁3枚，薏苡仁30克，粳米100克。

制法：

将韭菜子炒黄，放入锅中，加入核桃仁、薏苡仁、粳米及用布包好的炒车前子，加水适量，煮成粥。

用法：温服，每天1剂，连服15天。

专家解方　韭菜子具有壮阳作用，炒车前子可益肾精，核桃仁可温肾固涩，整方可适用于遗精伴形寒肢冷、腰膝酸软、小便清长等属于阳虚证型的遗精者。本方可间断服用。

猪腰汤

材料：

猪肾（猪腰）1对，车前草15克，杜仲15～30克。

制法：

猪肾1对，洗净，去筋膜，加入车前草、杜仲，共放砂锅内煮汤，加调味品服食。

用法：隔天1剂，连服数天。

专家解方　可用于湿热型的遗精。患者通常伴有小便黄、阴囊湿、下肢重、腰膝酸软等症。

类风湿性关节炎

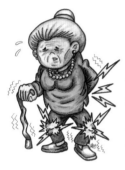

什么是类风湿性关节炎呢？它是一种与自身免疫功能紊乱有关的、以关节病变为主的慢性全身结缔组织病。以关节滑膜炎症为病变基础，累及关节及周围组织。病变反复持续发作，最终造成关节畸形、强直，导致不同程度的关节功能障碍，严重时可造成残废。可伴有低热、贫血、体重减轻及淋巴结肿大等全身症状。

30～50岁为多发年龄阶段，女性发病率较高，约为男性的2～3倍，特别是绝经期的妇女患病机会更大。本病主要是由于身体的正气不足、风寒湿邪入侵关节所致。

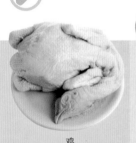

鸡

[食疗法]

食疗宜长期坚持，不可求急，且应以药性平和、不损伤脾胃消化功能的食疗方为基础。

多吃富含维生素的食物。糖和盐不宜摄入过多。

风寒湿型患者宜多吃动物骨头煮汤、桂皮、姜、酒等，少吃猪油等滋腻碍胃食物。风湿热型患者宜多吃豆芽、赤小豆、豆腐、绿豆、冬瓜、莲子等，慎用辛温燥烈之品。肝肾亏虚型患者宜多吃鸡、鸭、核桃、桂圆、大枣等。

![食疗方图标] **[食疗方]**

五加皮糯米酒

材料：

五加皮50克，糯米250克。

制法：

将五加皮洗净，加水适量，泡透后煎煮，每30分钟取煎液1次，共煎取2次。再将煎液与糯米同煮成饭，待冷，加酒曲适量拌匀，发酵成为酒酿。

用法：每天适量，佐餐食用。

专家解方

如果关节疼痛呈游走性，或疼痛剧烈，或疼痛兼有酸沉感，伴怕冷、食量少，则属于风寒湿型，可用本方祛风湿、通经络、止痹痛。

银豆汤

材料：

赤小豆、薏苡仁各50克，金银花藤15克。

制法：

先将赤小豆、薏苡仁加水适量，煮至豆将熟，再加金银花藤继续煮至豆熟，去药渣，调盐少许即可。

用法：饮汤或食用，亦可佐餐。

专家解方

如果关节疼痛，伴有疼处灼热红肿，疼痛剧烈、口渴、心烦、尿赤，说明本病偏于风热为患。金银花藤可清热利湿祛风，赤小豆可清利湿热，薏苡仁可祛湿，整方具有清热除湿作用，可用本方治疗。

乌豆粥

材料：

黑豆50克，粳米100克。

制法：

将黑豆浸泡过夜，粳米煮烂，下黑豆，并加白糖20克，生姜末适量，煮至豆熟。

用法：每日佐餐食用，连服2～3周。

专家解方

如果关节痛，伴见关节畸形，肌肉萎缩，筋腱拘挛，面色苍白，此属肝肾不足型，宜补肝肾、强筋骨、祛风湿，可试用此食疗方。

糖尿病

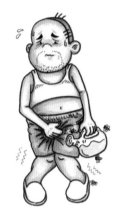

糖尿病以 40 岁以上的中、老年人多见，临床表现"三多一少"，即多饮、多食、多尿、体重减轻及疲乏等，但也可没有明显症状。因此，中老年人要经常检查身体。

本病常易并发冠心病、中风、失明、肾功能衰竭等严重疾病。饮食调理在糖尿病的治疗中很重要，而且应常年坚持。

[食疗法]

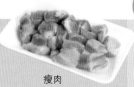

瘦肉

控制饮食，减少碳水化合物的摄取量。要注意增加食品的种类，注意各类食物的比例平衡。宜常食豆类、蛋类、瘦肉、新鲜蔬菜等。

严格控制含糖食物，包括：食糖、糖果、糕点、果酱、蜂蜜、蜜饯、奶油、冰淇淋等。增加蛋白质摄取量，但动物脂肪不宜过多。以食用植物油为主。

注意少食多餐、饥饱适度，不可经常处于饥饿状态，以防血糖过低。如感饥饿，可取食含糖量较低的蔬菜或去油菜汤，以满足饱腹感。

[食疗方]

玉鸽汤

材料：

白鸽1只，山药、玉竹各20克。

制法：

白鸽去毛、内脏，与山药、玉竹共煮，吃肉喝汤。

用法：每2~3日1剂。

> **专家解方** 山药、玉竹有益气滋阴功效，白鸽可生津养血。适用于糖尿病患者日常服用。平素亦可用山药150克，煎汤代茶，可长期服用。

山药饼

材料：

山药50克，面粉100克，鸡蛋1只。

制法：

将山药研成细粉，与面粉拌匀，加去壳的鸡蛋，再拌匀，加入盐、麻油少许，和成面团，在加油的平锅上煎成薄饼。

用法：早晚服，每日服用。

> **专家解方** 山药既可充饥，又能益气养阴降糖，用于治疗糖尿病由来已久。而且制作简便，颇受老年人的喜爱，糖尿病见口渴多饮、小便频数、倦怠乏力、动则汗出、消瘦气短、手足心热、舌质嫩红少苔的病者，较为合适。

清炖燕窝汤

材料：

燕窝适量。

制法：

取燕窝适量加水泡发，去净杂质，放碗中酌加清水，隔水炖约15分钟即成。

用法：每日服用。

> **专家解方** 适用于糖尿病患者。

胃癌

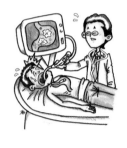

胃癌是最常见的肿瘤之一，占消化系统肿瘤的第一位。一般认为，胃癌的发生、演变要经过20年以上的时间，其开始可能为慢性胃炎、胃溃疡或胃息肉等，进一步发展成为癌前病变，其中少数发展成原位癌及早期胃癌。胃癌早期，一般没有症状，也可有上腹痛、饱胀感等，晚期时可有明显的体重下降、进行性贫血，上腹可触及明显的包块，可有左锁骨上淋巴结肿大和恶液质情况。

本病的发生与长期饮食失调有关，如饮食不节，饮酒过度，或多吃辛香燥热的食物，或嗜食生冷。

[食疗法]

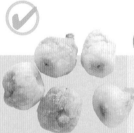

无花果

定时定量进餐，保证足够营养，少食多餐。

食物宜清淡、易于消化，选用能提高身体免疫力的食物，如苹果、无花果、蜂蜜、牛奶、猪肝、猴头菇、海参、生蚝、甲鱼、山药等。

胃癌手术后，可选用鲫鱼、母鸡、人参、桂圆肉、银耳、甲鱼等，以益气养血，促进康复。

少吃咸鱼、腊肉和其他过咸的食品。不饮酒。不吃辛香燥热及刺激性的食物。

向日葵粥

材料：

向日葵梗心（或向日葵托盘）30克，粳米100克。

制法：

将向日葵梗心或托盘洗净、切碎，置砂锅中煎煮，煮沸约20分钟后，去渣取汁，加入粳米煮粥。

用法：每2～3日1剂，可常服。

专家解方 胃癌患者，常伴有胃脘疼痛，痛有定处，或疼痛如针刺样，食后痛减，伴有形体消瘦，四肢乏力，食欲减退，恶心呕吐，甚至吐血便血，此时可配合行气活血、祛瘀散结的本方，作为辅助治疗措施。

人参粥

材料：

人参10克，粳米100克，红糖适量。

制法：

将人参晒干后研成粉末备用。粳米置砂锅中煮粥，至熟后加入人参末5克及红糖适量，调匀煮沸即可。

用法：每2～3日1剂，分2次温热服食。

专家解方 人参为补气圣药。胃癌如伴见胃痛隐隐、喜温喜按、空腹痛甚、纳食减少、恶心呕吐、神疲无力、手足不温、消瘦、大便不成形，应该以补气为主，可试用上述食疗方。

阿胶花生粥

材料：

阿胶10克，花生10克，桂圆肉10克，大枣10枚，粳米100克，红糖适量。

制法：

将桂圆肉、大枣（去核）、花生、粳米同置砂锅中煮粥，待粥熟，调入捣碎的阿胶混匀，再稍煮2～3沸，加入红糖即成。

用法：温热服食，每2～3日1剂，分2次食。

专家解方 阿胶、花生、桂圆肉、大枣可养阴补血，对阴血不足型的胃癌有一定功效，可缓解症状，提高生活质素。阴血不足型胃癌的常见症状是：胃痛隐隐，口燥咽干，大便干结，极易疲劳，倦怠乏力，纳食减少。

肺癌

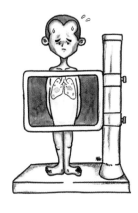

肺癌，是原发性支气管肺癌的简称，为常见的恶性肿瘤。多发生于 40 岁以上男性。本病病因至今尚未完全明了，一般认为与吸烟、矿石粉尘、放射性物质、工业废气等导致呼吸道长期慢性刺激有关。肺癌常表现为反复发作的发热、咳嗽、咯痰、咯血。在初期不易引起患者的注意，常因痰中带血经检查而发现。

本病的防治，重点在于强化防范措施，争取"早发现，早治疗"。配合饮食疗法，可明显提高患者的生活质量。

[食疗法]

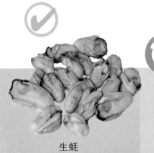

生蚝

肺癌早期，一般对消化功能的影响较少，要把握时机，补充身体所需的营养供给，为接受手术、放疗与化疗做好准备。

宜多吃能增强身体免疫力、有助于抑制癌细胞的食物，如生蚝、海蜇、甲鱼、海参、茯苓、菱角、山药、香菇、核桃等。

少吃酸菜、腌菜、腌肉等。少吃盐。

不吃辛辣刺激性食品。不吃烧烤食物。忌烟酒。

🍲 [食疗方]

川贝雪梨煲猪肺

材料:

川贝母10克,雪梨2个,猪肺200克,冰糖适量。

制法:

将猪肺洗净,切成小块。雪梨去皮及核,切成小块。将川贝母、雪梨、猪肺一同放入砂锅中,加水适量,先用武火烧沸,再用文火熬煮3小时,然后调味服食。

用法:食猪肺、梨,饮汤。每2~3日1剂,分2次吃完。

专家解方 咳嗽通常是早期肺癌的唯一症状。如果干咳,咳声短促,痰中带血丝,色鲜红,午后手足心热,有少量盗汗,口干咽燥,此属于阴虚燥热型。方中川贝母可止咳化痰,而雪梨可生津润肺,猪肺有养肺的作用,可试用上述食疗方。

虫草杞子鸭

材料:

冬虫夏草25克,枸杞子15克,鸭1只,大蒜20克,生姜10片。

制法:

将鸭洗净、切块,与冬虫夏草、枸杞子、大蒜、生姜同入砂锅中煨炖,至熟烂后,调味即食。食鸭饮汤。

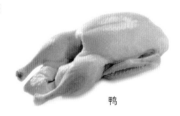

鸭

用法:每5~7日1剂,分次食完。

专家解方 胸闷胸痛,咳逆喘息少气或呼吸浅短,痰中带血,血色暗淡,潮热,形寒,自汗,盗汗,声嘶失音,面浮肢肿,心悸,唇紫,五更腹泻,男子滑精、阳痿,女子经少、经闭,以上症状是肺癌患者常有的表现。属于阳气不足。方中冬虫夏草、枸杞子可温补脾肾,鸭具有补益气血作用。整方具有温补阳气作用,适用于阳气不足型。

肝癌

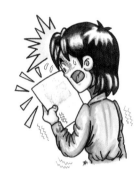

肝癌是指肝细胞或肝内胆管细胞发生的肿瘤。30～60岁的患者较为多见。多发生于男性。一般认为肝炎、肝硬化、霉菌毒素及其他致癌物质是导致肝癌的重要因素。早期肝癌没有明显症状，病情发展时，常表现为：肝区疼痛，食欲不振，腹胀，神疲乏力，消瘦等。到后期则有黄疸、腹水，或远处转移至肺、脑、骨等部位。在治疗的同时，有针对性地选择食疗，特别是对晚期不能进行手术、放疗或化疗的病人，可改善患者带瘤生存期的生活质量。

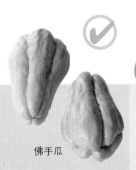

佛手瓜

[食疗法]

饮食以高蛋白、高维生素、低脂肪为主，并给予足够的碳水化合物。少食多餐。

宜多食有保肝、增强身体免疫功能和软坚散结作用的食物和药物，如乌龟、甲鱼、生蚝、蜂蜜、蘑菇、马蹄、佛手、山楂等。出现腹水时，宜多吃具有利水渗湿作用的食物，如冬瓜、赤小豆、鲤鱼等。

不饮酒和咖啡，不吃辛辣刺激性食物，不吃酸菜、腌菜、腌肉。

［食疗方］

玉蛤汤

材料：

蛤蜊50克，玉米须50克，生姜等调料适量。

制法：

将蛤蜊、玉米须、生姜片同入砂锅中煎煮，至熟烂后，加入调味品即可。

用法： 每2～3日1剂，分次吃完。

专家解方 晚期肝癌患者通常合并有湿热内结，伴有：胁下肿块坚硬，眼睛及皮肤黄染，皮肤瘙痒，口干唇燥，脘腹胀满，消瘦，无力，小便短赤如茶色。可通过清热利湿、化瘀散结的食疗方辅助治疗。蛤蜊有软坚散结、祛湿热作用，配合玉米须清利小便，对肝硬化晚期伴有湿热内结者有一定的辅助治疗作用。

佛欢汤

材料：

合欢花12克，佛手10克，猪肝150克。

制法：

将合欢花、佛手片置砂锅中煎煮，煮沸约20分钟后，去渣取汁；另将猪肝切片，加姜末、食盐等调料拌匀，略腌片刻，倒入煮沸的药汁中，再煮1～2沸即可。

用法： 食猪肝饮汤，每2～3日1剂，分次吃完。

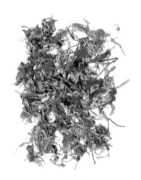

合欢花

专家解方 合欢花、佛手是理气佳品，可疏肝理气。如肝癌患者伴见上腹隐痛、右胁下有痞块、脘腹饱胀、嗳气泛酸、口淡食少，或有恶心，大便溏、肢体无力、消瘦者，宜采用此方。

结肠癌

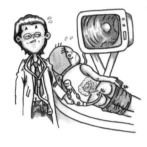

　　结肠癌为临床常见的恶性肿瘤，中年以上的男性发病率较高。发病原因与溃疡性结肠炎、结肠息肉等有关。早期症状有：腹部坠胀，阵发性腹痛，肠鸣，便秘，或便秘与腹泻交替出现，粪便如羊屎或呈细条，且粪便带血或黏液，时有呕吐。晚期有大便失禁、贫血，如有肝脏转移时，则有腹水、黄疸等症状。本病的治疗一般以手术配合化疗及放疗为主。可配合食物治疗。

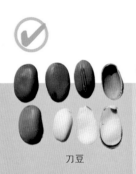

刀豆

[食疗法]

　　饮食宜清淡、易消化、营养丰富。

　　适当多吃新鲜蔬菜、水果。多食含纤维素多的食物。多吃富含营养的蛋类、肉类。多吃可增强人体免疫力的食品，如甜杏仁、山药、刀豆、扁豆、番茄、蜂蜜，香菇、平菇、草菇、木耳、银耳、猴头菇等。

　　少吃高脂肪食物。不吃煎炸食物。不饮酒，不吃辛辣刺激性食物。

[食疗方]

菱角糯米粥

材料：

菱角肉30克，蜂蜜10克，糯米100克。

制法：

将菱角肉洗净切碎，置砂锅中煮成半糊状，然后加入糯米及适量清水，再煮。至粥熟，加入蜂蜜，略煮即可。

用法： 每2～3日1剂，分次吃完。

专家解方 脾虚型的结肠癌，常伴见：小腹坠胀，隐隐作痛，大便稀溏，便中夹带血丝或黏液，纳食减少，面色苍白，四肢欠温，时有呕吐，消瘦乏力。菱角肉可补脾益气，蜂蜜可润肠通便，可使用本法作为一种辅助治疗。

气血双补粥

材料：

党参10克，熟地黄10克，山慈菇10克，粳米100克，白糖适量。

制法：

将各药一并放入砂锅中，文火煮沸约15分钟后，去渣取汁备用。再用粳米煮粥至熟，加入药汁与白糖，略煮即可。

用法： 每2～3日1剂。

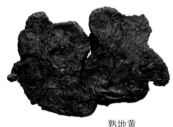

熟地黄

专家解方 结肠癌后期常合并气血两虚，伴见：少气懒言，心悸气短，纳差腹胀，大便稀溏，四肢浮肿，面色萎黄，腹大如鼓，青筋暴露，消瘦，脱肛，此时当补气养血、兼以散结。党参补气，熟地黄可养血，山慈菇抗癌，粳米养胃，四味合用可益气养血抗癌，可试用。

第②章

外科病食疗

丹毒

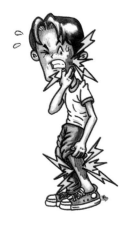

丹毒，是指皮肤突然发红，色如涂丹的急性感染性疾病，常发于下肢、头面、臀部。局部皮肤有灼热感，稍肿胀，边缘如"地图样"，并且隆起，指压褪色，随后可复原，有时伴有水泡，症状向四周迅速扩散并且中心渐褪色、脱屑。多因皮肤或黏膜的微小破损导致继发感染。如小腿部位的丹毒，足癣是常见的诱发因素。在起病初期，通常伴有怕冷、发热等症状。患丹毒期间，饮食方面必须特别留心。

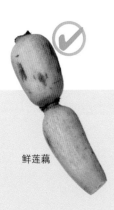

鲜莲藕

[食疗法]

应以清淡、易消化食物为主，宜吃偏凉性的食物，如绿豆汤、赤豆汤、鲜莲藕等。

少吃糖及含糖量高的食物。

不吃海鲜、牛肉、羊肉等。不吃刺激性食品，如辣椒、咖喱、韭菜、蒜、芥末等。不喝酒。

[食疗方]

二仙饮

材料：

鸡蛋1只，鲜牛奶50毫升，鲜椰汁100毫升，鲜金银花15克，冰糖10克。

制法：

先将鲜金银花水煎取汁，然后将鸡蛋、牛奶混匀，再加入椰汁混匀，冰糖打碎，上锅蒸熟。加入鲜金银花汁，同饮。

用法： 每日1剂。

专家解方 丹毒病久未愈，或者愈后又发，患处肿胀明显，压之有凹陷，色淡红或暗红，或有水疱，此为热毒偏盛型丹毒，同时兼有正气不足。鲜牛奶、鲜椰汁、鸡蛋等具有扶正作用，金银花具有清热解毒作用，可选此方扶正补虚解毒。

三鲜粥

材料：

鲜金银花50克，鲜白茅根100克，鲜芦根100克，粳米100克。

制法：

将鲜金银花、鲜白茅根、鲜芦根3味，水煎取汁，加入粳米，加水适量，煮稀粥。

用法： 每日1剂，连服2～3天。

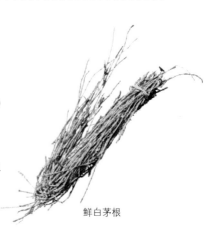

鲜白茅根

专家解方 丹毒多属热毒为患。金银花具有清解热毒作用，鲜品的解毒作用更强，鲜白茅根、鲜芦根的清热生津作用较强，因此，三味合用可清热解毒。可用于丹毒伴见红肿热痛、口渴喜冷饮、大便干、小便黄的患者。

跌打损伤

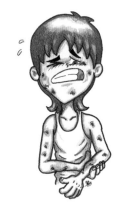

跌打损伤，泛指骨伤科的一般病证。就损伤而言，指人体受到外界因素所引起的皮肉、筋骨、脏腑等组织的破坏，以及带来的全身和局部的后果，轻则妨碍日常工作，重则危及生命。因此，损伤事实上是一个广义的概念。

跌打损伤，包括皮、肉、筋、骨的损伤，具体包括骨折、脱位、伤筋等。如果跌打损伤引起脏腑、气血、经络功能受损，则病情更为严重。

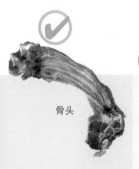

骨头

［食疗法］

根据跌打损伤的不同类型和阶段，合理调配食物，协助治疗。

注意饮食营养的合理搭配，保证身体的营养需求。

少吃辛香燥热、油煎炸的食物。

[食疗方]

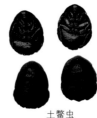

玫瑰花酒

材料：

玫瑰花25克，黄酒适量。

制法：

将玫瑰花洗净，用黄酒煎煮，取汁饮服。

用法：每日1剂，早晚各1次。

专家解方 玫瑰花具有和血散瘀作用。《随息居饮食谱》指出玫瑰花可以"调中活血，舒郁结，辟秽，和肝"。黄酒具行血和血作用，故整方具有活血通经作用，一般用于跌打损伤的初期及中期。

土元酒

材料：

土鳖虫5只，黄酒适量。

制法：

将土鳖虫捣烂，用黄酒冲服。

用法：每日1剂。酒量小者，适当减少黄酒用量。

土鳖虫

专家解方 土鳖虫活血止痛作用较好，可用于跌打损伤的急性期。

软组织损伤

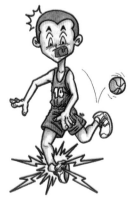

常见因颈、腰及四肢等关节处扭伤，或身体局部碰撞所致的挫伤等，局部出现青紫、疼痛、肿胀，或关节活动受限，甚或局部破损出血，这属于软组织损伤。发生软组织损伤的病者，除了药物治疗外，饮食调理也有较好的辅助作用。

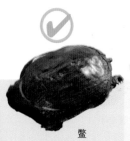

鳖

[食疗法]

饮食宜清淡、易消化，少吃生冷、油腻食物。

软组织损伤，多伤及关节、筋络、肌肉，若局部血脉损伤，出血较多时，不宜大量饮水，以免加重出血，增加肿胀。

本病初期，少吃辣椒、花椒、羊肉、干姜等辛燥食物，以防燥热内积、化火扰动血脉而使血液外溢。

本病后期，因病日久，多兼有虚证，宜多吃补益肝肾食物，如黑豆、核桃、猪腰、羊腰、甲鱼等。

[食疗方]

韭醋饮

材料：

韭菜根30克，米醋30毫升。

制法：

将韭菜根捣汁，和米醋同饮。

用法： 每日1剂，连服7～10天。

专家解方 适用于本病急性期的患者。

三七鸡蛋饮

材料：

三七3克，鸡蛋2只，鲜莲藕汁50毫升，食盐、食用油少许。

制法：

将三七研末，鲜莲藕汁加水适量，煮沸后将三七末加入，生鸡蛋打破入汁内混匀，加入食盐及食用油煮沸2分钟即成。

用法： 分次佐餐，每日1剂，连服7～10天。

专家解方 适用于急慢性软组织损伤患者。

益损汤

材料：

母鸡1只，杜仲30克，当归20克，桂枝15克，生姜、食盐适量。

制法：

当归、杜仲、桂枝装入纱袋封好，与鸡、生姜同炖至鸡肉熟透，去纱袋，加入食盐。

用法： 吃肉喝汤。每5～7日服1剂，连服2～3次。

专家解方 本方有补肝肾、通经络的功能，适用于软组织损伤后期患者。

破伤风

破伤风，是因皮肤破损后感染破伤风杆菌引起的感染性疾病。身体开放性伤口都可感染破伤风杆菌。本病潜伏期为 1 ~ 2 周。

局限型破伤风表现为：创伤部位附近肌肉强直痉挛，较少遍及全身，潜伏期较长，症状较轻。全身型破伤风的前驱症状为：乏力、头痛、舌根发硬、吞咽不便及头颈转动不自如等。后期多出现面部、颈部、躯干、四肢肌肉痉挛、张口困难，牙关紧闭，吞咽困难，面部肌肉痉挛呈苦笑状；全身肌肉阵发性痉挛，可呈角弓反张；喉头痉挛可出现呼吸困难，甚至窒息。各种刺激，如光线、声响、震动、注射等可诱发抽搐等。有类似症状的病者应及时就诊。饮食调理有一定的辅助治疗作用。

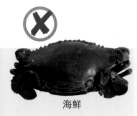

海鲜

［食疗法］

饮食应以清淡、易消化而富于营养的食物为主。

不吃海鲜、牛肉、羊肉等。

不吃辛辣刺激性食品，如辣椒、咖喱、韭菜、蒜、芥末等。

不饮咖啡、浓茶。

[食疗方]

鱼鳔胶炭

材料：

鱼鳔胶9～15克，黄酒50毫升。

制法：

用麻线将鱼鳔胶捆数圈，置火上烧焦后，冷却，研末，用黄酒煎沸冲服，汗出即可。

用法：每日1剂。

专家解方 可用于全身型及局限型的破伤风。

灵仙饮

材料：

威灵仙15克，独头蒜1个，麻油3克，黄酒少量。

制法：

将威灵仙与独头蒜共捣烂，再加入麻油，调匀，用热黄酒冲服，汗出即可。

用法：每日1剂。

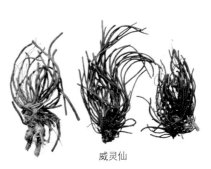

威灵仙

专家解方 可用于全身型及局限型的破伤风。

急性乳腺炎

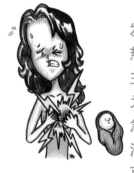

什么是急性乳腺炎？顾名思义，是指发生于乳腺的急性炎症。表现为乳房红肿热痛，甚至化脓溃烂，多伴有恶寒发热。主要发生于哺乳期、妊娠期。以哺乳期最为常见，尤其是初产妇在产后第3～4周。急性乳腺炎在初期阶段，可望消散，或脓液排净，可逐渐愈合。若排脓不畅，脓液可波及整个乳房，或破溃后穿入乳腺管，脓液自乳头流出，或乳汁从疮处流出形成乳漏，这种情况下康复较为缓慢。

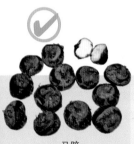

马蹄

［食疗法］

宜多吃清淡富于营养的食物，如番茄、青菜、丝瓜、黄瓜、马蹄、赤小豆、绿豆、牛奶、鸡蛋、橙等。溃后收口时，宜食用人参、黄芪、大枣、糯米等调补气血，促进伤口愈合。

少吃烧烤、油煎等助火食物。

少吃或不吃辛辣、刺激、荤腥油腻的食物，如辣椒、大蒜、葱、姜、胡椒、芫荽、鱼、虾、蟹、羊肉等。忌酒。

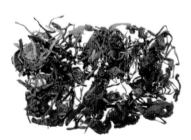

⬛ [食疗方]

归姜羊肉汤

材料：

羊肉250克，黄芪、当归各25克，生姜5片，食盐少许。

制法：

将羊肉洗净，切成小块，黄芪、当归包在纱布中，封好，与羊肉一同放入砂锅中，加水适量，以文火煮至羊肉将烂时，放入生姜片、食盐，羊肉煮烂。

用法： 每2～3日1剂。

专家解方 羊肉、黄芪、当归等可补益气血，扶助正气，适用于急性乳腺炎后期，气血虚弱，疮处经久不愈的患者。急性乳腺炎后期，气血亏虚，正气不足，难以托脓外出。

消痈饮

材料：

蒲公英10克，薄荷5克，小葱5根，菊花5克，陈皮5克，白糖20克。

制法：

将以上5味及白糖同放入茶壶内，用沸水浸泡15分钟。

用法： 频频饮服，每日1剂。

蒲公英

专家解方 蒲公英、菊花可清热解毒、散痈消结；陈皮、薄荷可疏肝理气；鲜葱配薄荷具有发散作用。可用于急性乳腺炎初起时的红肿热痛等。

香港脚

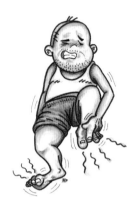

　　香港脚是由霉菌寄生在脚的浅表皮肤引起的皮肤病，在南方高温潮湿地区多发。初发时表现为针孔大小的水泡，干燥后形成环状红斑及脱屑，可伴有患处皮肤肥厚、粗糙、皲裂。发于趾缝间，可见趾缝浸渍，并覆以白皮、伴恶臭，可露出红色创面，有渗液，病程缓慢，可反复发作。患本病后，皮肤保健很重要，应经常保持足部的清洁干爽，夏天多穿布鞋、凉鞋，尽可能不穿胶鞋。脚盆、脚布、拖鞋等用具要分开，以防止交叉感染。

辣椒

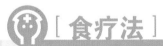

[食疗法]

　　以清淡易消化食物为主。

　　少吃肥甘厚味的食物。

　　忌辛辣、燥热、容易引致发汗的食物，如：辣椒、芥末、大蒜、胡椒粉等，食后可加重病情。不宜饮酒。

[食疗方]

糯米猪肚汤

材料：

糯米500克，猪肚1个。

制法：

将糯米用水浸泡半小时后，放入猪肚内，用线结扎好，炖熟。

用法： 吃猪肚喝汤。将糯米晒干，捣碎，
分10次煮稀饭吃。

专家解方 本方对于香港脚有较好的辅助治疗作用。

绿豆饮

材料：

绿豆50克，海带25克，鱼腥草15克，白糖适量。

制法：

将海带、鱼腥草洗净，同绿豆煮粥。

用法： 喝汤，吃海带与绿豆，每日1剂，
连服1～2周。

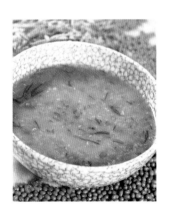

专家解方 绿豆可清湿热，海带可清热利水、祛风燥湿，内含多种微量元素。鱼腥草也可清热，三者合用可以发挥较好的辅助治疗作用。

骨折

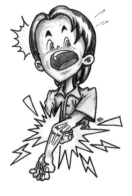

　　日常生活中，若不慎跌倒或撞伤，受伤处出现畸形以及瘀肿、疼痛、压痛、功能障碍，受伤的肢体不能正常活动，这可能就是骨折了，需到医院进一步检查。X光检查可明确骨折部位。患骨折者，必须及时给予固定或手术治疗。在骨折的不同时期，饮食方面也有不同的要求，病者需留意。

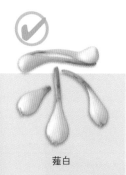

薤白

［食疗法］

　　骨折初期，饮食应以清淡易消化为佳。宜吃具有活血化瘀、消肿止痛作用的食物，如三七、山楂、薤白、荠菜、韭菜、赤小豆等。

　　骨折中期，断裂的骨骼开始生长，宜吃具有补肝肾、续筋接骨作用的食物，如枸杞子、杜仲及用动物骨骼煲汤等。

　　骨折后期，宜吃具有补益气血、滋补肝肾作用的食物，如紫河车、桂圆肉、黑豆、鹌鹑等。

当归补骨汤

材料：

当归25克，黄芪25克，党参25克，羊肉250克，葱、姜、食盐等调味品各适量。

制法：

将羊肉洗净，放砂锅内，将当归、黄芪、党参放入纱布袋中，扎口，放入锅内，将调味品一并加入，再放适量水，用武火煮沸后，改文火慢炖，至羊肉烂熟。

用法： 吃肉喝汤，每周1～2次，连服2～3周。

> **专家解方** 本方能补血益气、强筋壮骨，适合骨折恢复期伴肝肾亏损的患者。

猪骨汤

材料：

猪骨500克，黄豆150克。

制法：

将猪骨敲碎，与黄豆一起加水煮，放入姜、葱、盐等调味品，吃豆喝汤。

用法： 每2～3日1剂，分次服用。

> **专家解方** 适用于骨折中期。各种动物的骨骼，含有大量钙质，骨髓的营养价值很高，黄豆含有大量植物蛋白，对骨质生长有好处。本方适用于骨折的生长愈合期。

红花煎

材料：

红花10克，苏木10克，当归10克，红糖、白酒适量。

制法：

先煎红花、苏木，后加入当归、白酒再煎，去渣，取汁，加入红糖。

用法： 分3次于餐前温服，每日1剂，连服1～2周。

> **专家解方** 红花、苏木可活血化瘀，当归可养血活血。骨折初期，血肿疼痛明显，瘀血是主要的病理因素，可选用本方活血养血。

骨结核

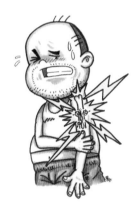

大家可能听说过肺结核吧，但你知道结核也可发生于骨或关节吗？发生在骨或关节的结核，就是骨结核。易发部位为肩关节、肘关节、脊柱、髋关节、骶髂关节、膝关节、踝关节。病者一般都有结核病史，特别是肺结核病史，或者是结核病接触史。起病多缓慢，可能出现患病关节的疼痛、压痛、叩击痛，也可出现结核的中毒症状，如低热、盗汗、食欲不佳、消瘦、全身疲乏无力等。如果结核破溃，可形成窦道，常导致病情迁延难愈。

患骨结核病后，须及时进行抗结核治疗，还需特别注意饮食调养。

[食疗法]

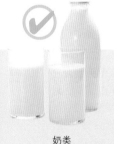

奶类

本病属慢性消耗性疾病，平时应加强营养，多吃含蛋白质、高热量、维生素的食物，如奶类、蛋类、动物内脏、鱼、瘦肉、豆制品、绿色蔬菜、水果等。

不吃辛辣、刺激、动火、生痰的食物，如海鲜、葱、辣椒、姜、大蒜等。

忌烟酒。

羊脊骨汤

材料：

羊脊骨(连尾)1条，肉苁蓉15克，菟丝子15克，黄酒适量。

制法：

将羊脊骨切成段。肉苁蓉刮去粗皮，用黄酒浸1日。菟丝子用黄酒浸3日，晒干，捣碎。将羊脊骨与肉苁蓉放入锅中，加水适量，同炖至熟透，入菟丝子末及调味品。

用法：空腹吃，每2～3日1剂。

专家解方 肉苁蓉可补肾养血，菟丝子有补肾作用。两者配合，补肾功效更强，适用于骨结核早期。

养血煎

材料：

乌鸡1只，鸡血藤30克，夜交藤20克，熟地黄8克，党参10克。

制法：

将乌鸡洗净，切成条块，置砂锅内，入黄酒。再将鸡血藤、夜交藤、熟地黄、党参水煎取汁，倒入砂锅内，改用小火炖至鸡肉烂熟，加调味品食用。

用法：每周1～2剂。

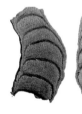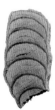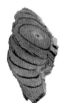

鸡血藤

专家解方 本方补气血、强筋骨、安心神，适于气血两虚型骨结核。常见结核破溃后、久不收口。方中乌鸡可补气血，更配以补脾、养血、滋阴、宁神的药物，合而用之，可补益气血，扶助正气，祛邪外出。适用于结核久不愈合者。

急性阑尾炎

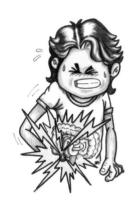

急性阑尾炎（又名盲肠炎、肠痈），在外科各类急腹症中占首位。初起时表现为脐周或上腹部疼痛，多为阵发性钝痛，逐渐加重。通常在发病后数小时，腹痛转移至右下腹，且呈持续性疼痛阵发性加剧，多数病者伴有恶心、呕吐、发热等。如不及时治疗，较易出现阑尾坏死、穿孔，因此应及时进行药物及手术治疗。手术前或手术后都应注意饮食调理。另外，食疗亦请在医师指导下使用。

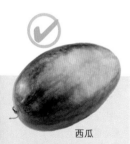

西瓜

[食疗法]

饮食宜清淡，多食稀粥，多饮水。多吃有清热解毒作用的食物，如西瓜、绿豆、萝卜、金银花、马齿苋、冬瓜等。

不吃辛辣、燥热、油腻、煎炸的食物，如：韭菜、辣椒、肥猪肉、羊肉、牛肉、海鲜等。不吃生冷食物。忌暴饮暴食。忌烟酒。不饮含气饮料。

手术后24小时内禁食。肛门排气后，可先进流质食物。

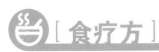 [食疗方]

银英煎

材料：

金银花藤60克，蒲公英30克，黄酒30毫升。

制法：

将金银花藤、蒲公英加水适量，煮沸，去渣取汁，加黄酒。

用法：饭前酌饮。每日1剂，分次服用。

专家解方 方中金银花藤、蒲公英有清热解毒、消痈散结作用，加黄酒行血脉，可加强药用效果。适用于肠痈初期，热毒较盛时。

三黄饮

材料：

大黄10克，黄芩10克，黄柏10克，白糖20克。

制法：

将3味药煎后取汁，调入白糖，适量加开水。

用法：待温频饮，1日1～2剂。

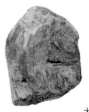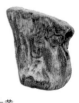

大黄

专家解方 大黄、黄芩、黄柏皆为苦寒之品，清热解毒、消痈排脓的作用较强，此方适用于肠痈热毒炽盛证。

前列腺增生症

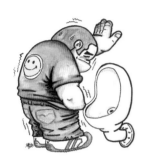

中老年男士，如果出现：夜尿次数增加，尿频，进行性的排尿困难甚至小便闭塞不通，这极有可能是患了前列腺增生症。B型超声波检查可明确诊断。患者于发病初期，对生活不会造成太大影响，但一般到中晚期则比较痛苦，对工作和生活造成一定影响。本病除必要的药物治疗外，饮食调理也有很好的效果。

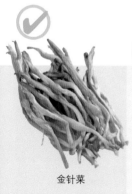

金针菜

🍵 [食疗法]

应以清淡、易消化的食物为主。宜多饮水。

少吃辛辣、煎炒等易动火伤阴的食物。不吃高胆固醇饮食。

热象明显的患者，应选用偏寒凉、具有清热作用的食物为主，如菠菜、金针菜、黄瓜、西瓜等。

体质虚弱的患者，宜选用具有平补或温补作用的食物为主。

补气益血粥

材料：

黄芪30克，枸杞子30克，粳米100克，调味品适量。

制法：

将黄芪和枸杞子一起加水煎煮，去渣取汁，加粳米及适量清水煮粥。

用法：分次食用，每2～3日1剂。

专家解方

本方有补中益气、滋肾强身的功效，适用于神疲气短、小腹坠胀、小便不利等体质虚弱型的前列腺增生患者。

白茅根饮

材料：

鲜白茅根100克，赤小豆100克，粳米100克。

制法：

将鲜白茅根洗净，加水煎煮半小时，去渣取汁。赤小豆和粳米淘洗干净，加入白茅根汁及适量清水煮粥，豆烂粥成。

用法：分餐服食，每2～3日1剂。

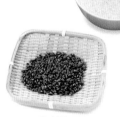

粳米

赤小豆

专家解方

本方具有清热利尿、散结消肿作用，白茅根、赤小豆皆为清利湿热的佳品，本方可用于湿热型患者，此型常见症状为：小便困难且颜色黄赤，阴囊多汗，舌苔黄腻。

疝气

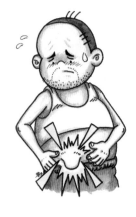

　　细心的母亲，会很留意小孩成长发育的每个过程。有些母亲可能有机会看到：小儿腹股沟处突然有一块可回复性肿块，小儿常在活动后感觉疼痛，这种情况有可能是疝气，需要找专科医生进行检查。其实，疝气除小儿常见外，中老年人士也可能发生。疝气在男性多为斜疝，在女性多为直疝。通常患病时间较长，可采用手术治疗。饮食治疗往往也会见奇效，可使患者避免手术痛苦。

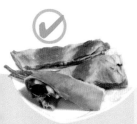

羊肉

［食疗法］

　　寒象明显的疝气，应以温经散寒作用的食物为主，如羊肉等温补之品。不吃生冷、寒凉的食品，如西瓜、冬瓜、绿豆、马蹄、马齿苋等。

　　热象明显的疝气，饮食宜清淡，可吃具有清热利水作用的食物，如冬瓜、薏苡仁、马蹄、黄瓜、马齿苋等。不吃滋腻、温燥的食物，如龟、鳖、枸杞子、羊肉、辣椒、姜、蒜等。

🍲 [食疗方]

温疝汤

材料:

胡椒15克,羊肉250克,食盐、生姜少许。

制法:

将胡椒、羊肉、生姜一起炖至羊肉熟烂,加入食盐少许即可。

用法:分餐吃肉喝汤,每2～3日1剂。

> **专家解方** 本方可作为患虚寒疝气朋友的佐餐。方中胡椒具有温中散寒的力量,羊肉具有温中补益的作用。

理疝汤

材料:

橘核20克,荔枝核20克,白糖20克。

制法:

将橘核与荔枝核一同煎水,去渣取汁,加入白糖即成。

用法:每2～3日1剂。

> **专家解方** 疝气以胀为主,痛无定处,或疝气时大时小,卧时入腹,立则入囊,此属肝郁气滞型。应当疏肝理气。橘核、荔枝核可疏肝理气,可试用之。

提疝汤

材料:

黄芪30克,大枣50枚,升麻10克,母鸡1只。

制法:

将母鸡去毛、内脏,大枣去核,与黄芪、升麻同装入鸡肚中,隔水蒸熟,去升麻、黄芪。

用法:吃鸡肉、大枣,喝汤。每周1～2剂。

> **专家解方** 本方可作为体质虚弱的疝气病者的佐餐。方中黄芪、升麻可升阳举陷,对疝气患者,伴有全身无力、劳累后疝气症状加重等情形有较好的治疗作用。

痔疮

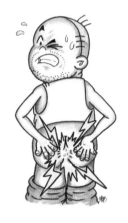

俗语说"十人九痔"。有痔疮的人士经常出现大便带血，或便后出血，反复便血者会出现贫血症状。痔疮分为内痔和外痔两种。大便时，痔团脱出肛门外，严重时呈环状脱出或需用手托回，有时伴有肛门下坠、发胀、异物感及疼痛等，有时出现黏膜糜烂，此为内痔。如痔疮生在肛门外，色紫暗，一般不出血，但有不适或疼痛感，此为外痔。内外痔可同时存在。饮食疗法对痔疮的康复有一定意义。

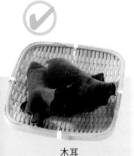

木耳

[食疗法]

宜选用营养丰富、清淡、易消化的食物。宜常吃纤维多、具有润肠通便作用的食物，如：芹菜、菠菜、冬瓜、丝瓜、木耳、芫荽、南瓜、莲藕、香蕉、猕猴桃、蜂蜜等。

应多饮水、豆浆、果汁等。

不吃辛辣刺激、油腻食物，如辣椒、大蒜、葱、姜、胡椒、羊肉等。忌烟酒。

[食疗方]

槐花肠

材料：

猪大肠250克，鲜槐花50克，调味品适量。

制法：

将猪大肠洗净，槐花放入肠腔中，两端用线扎紧，加水清炖，熟后捞出肠段，切丝，加入调味品适量。

用法：分餐食用，每周2～3剂。

专家解方 本方有清热解毒、润肠通便的作用，对便血鲜红，或便后肛门肿物脱出（尚能回纳），或伴肛门灼痛的痔疮患者较为适用。方中槐花可清热止血，对痔疮出血效果尤佳。

香蕉粥

材料：

香蕉100克，通菜100克，粳米100克，食盐或白砂糖适量。

制法：

通菜取尖，香蕉去皮，捣烂成泥。粳米煮到将熟时，放入通菜尖、香蕉泥，加食盐或白砂糖，同煮为粥。

用法：作为早餐主食，每周2～3次。

专家解方 本方润肠通便作用强。通菜能清热解毒、凉血、通便，香蕉可生津润燥通便，粳米和胃。三者结合，可用于痔疮伴见大便秘结出血者。

无花果汤

材料：

党参20克，无花果30克，瘦肉100克，食盐少许。

制法：

三物同煮，加水适量，至肉熟，加入食盐。

用法：分次吃肉，喝汤，每周2～3剂。

专家解方 本方可益气、补血、解毒。党参补气，瘦肉补血，无花果健脾胃运肠而解毒。此方民间常用于治疗气血虚弱型痔疮，常见症状为：痔疮日久，稍劳累或用力痔疮即脱出。

117

骨质疏松症

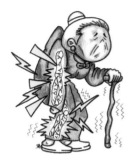

骨质疏松症，是指全身骨质减少的一种病证，主要表现为骨骼中蛋白质等基质及水分的含量明显减少。当基质减少后，矿物质之间的间隙增大，表现为骨质疏松。随着骨质疏松的进展，骨中的矿物质也会减少，造成骨骼中的基质和矿物质的绝对含量都减少。通常绝经后妇女、老年人、性腺功能低下、长期使用皮质激素类药物等，容易发生本病。在骨质疏松症的初期，常表现为腰酸背痛、腰腿疼痛，甚至驼背弯腰，常因自发性骨折而就诊。X光检查可确诊。食物治疗对骨质疏松症有重要的辅助作用。

［食疗法］

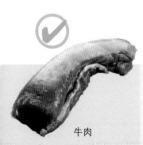

牛肉

饮食中应重点补充钙盐、蛋白质、维生素 D 和维生素 C，多吃牛羊肉、鸡蛋、动物肝脏、动物骨骼以及各种蔬菜和水果等。

因营养不良引起的骨质疏松症，更应该重视营养成分的补充，并注意保护和改善脾胃消化、吸收功能。

不吃辛辣、过咸、过甜等刺激性的食物。忌烟酒。

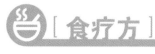 [食疗方]

壮骨豆

材料：

黑豆250克，山萸肉、茯苓、当归、桑椹、熟地黄、补骨脂、菟丝子、旱莲草、五味子、枸杞子、地骨皮、黑芝麻各10克，盐100克。

制法：

将黑豆用温水浸泡30分钟，备用。再将其他12味中药装入纱布袋内，扎紧，放入锅中，加水适量，煎煮半小时，取出药液，如此煎煮4次，将药液混合。取药液、黑豆、食盐同放入锅中，用文火煎煮，至豆熟液干，取出晒干，装入罐内或瓶内。

用法： 每天取适量嚼服。

专家解方 本方能补肾养肝、强筋壮骨，可用于骨质疏松症偏肾阴虚者。方中以滋补肾阴药为主，佐以温阳药物，有补肾壮骨作用。

补肾壮阳粥

材料：

枸杞子30克，羊肾（腰子）1个，肉苁蓉15克，粳米100克，盐适量。

制法：

将羊腰剖开，去筋膜，切片，同枸杞子、粳米、肉苁蓉放入锅中，加水适量，文火煎煮，待粥将成，加入食盐调匀即可。

用法： 早晚食用。每周2～3剂。

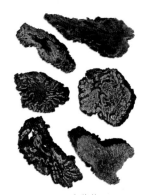

肉苁蓉

专家解方 本方有补益肝肾、滋阴壮骨作用，用于治疗骨质疏松症偏肾阳虚的病者。方中羊腰子可温补肾阳，肉苁蓉可补肾养血，枸杞子可温肾助阳。整方具有温肾助阳养血作用，可用于肾阳虚型骨质疏松症。

第3章

五官及皮肤科病食疗

过敏性鼻炎

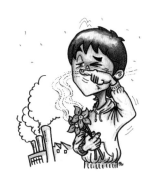

过敏性鼻炎比较常见，主要有三大症状：发作性喷嚏、流涕、鼻塞。大多发生于早晨起床时，突然出现不能控制的、间歇性的喷嚏，伴随而来的是大量鼻涕，数分钟至数小时后可自行缓解。因鼻黏膜肿胀，可出现鼻塞。这些症状与感冒非常相似，容易被误认为"伤风"。近年来，由于环境污染，本病的发病率在城市有所增加。引起过敏性鼻炎的物质很多，包括动物、植物、药物、微生物、塑料、粉尘等。患此病后，应找出致敏物质，并尽量避免接触，加强锻炼身体，注意食疗，必要时接受脱敏治疗。

［食疗法］

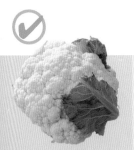

椰菜花

宜选取营养丰富的食物，增强抵抗力。

避免食用引致过敏的食物。

忌辛辣刺激性食物。

［食疗方］

葱白豆豉焖鲫鱼

材料：

鲫鱼1条(约250克)，葱白10根，淡豆豉60克，生姜15克。

制法：

鲫鱼洗净，油煎后，加适量清水，并加生姜、淡豆豉，焖半小时，再加葱白，稍焖片刻，调味即成。

用法：每日食用。

> **专家解方**　本方具有祛风散寒、宣通鼻窍的功效，适用于风寒型过敏性鼻炎。这一类型症状特点是：早上起床时突然出现不能控制的间歇性喷嚏、鼻流清涕、鼻塞，以寒冷天气症状更严重。

桑叶菊花炖猪肺

材料：

桑叶15克，菊花15克，猪肺250克。

制法：

将猪肺反复用清水冲洗，切成小块。桑叶、菊花洗净，加适量清水煮沸，去渣取汁，加入猪肺用文火炖1～2小时，至猪肺烂熟，加食盐调味，饮汤，吃猪肺。

用法：每2～3日1剂。

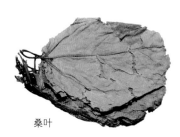

桑叶

> **专家解方**　本方具有疏风清热、宣通鼻窍的功效。适用于风热型过敏性鼻炎。这一类型的症状特点是：突然出现不能控制的间歇性喷嚏、鼻流黄涕、鼻塞时轻时重，遇热加重，遇凉则轻。

失音

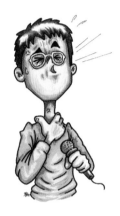

　　失音，是指声音嘶哑甚至不能发出声音的一种疾病。根据病程的长短，分为急性失音和慢性失音两大类。急性失音多由外感邪气所致。慢性失音多由肺肾精气虚所致。喉癌也可出现失音，所以慢性失音患者要及早检查，以免延误病情。药物治疗的同时，还可配合食疗。

[食疗法]

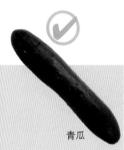

青瓜

　　病程短者，应多吃生津润喉的清淡食品，如新鲜水果、青瓜（黄瓜）、红萝卜、菠菜等。病程长者，宜吃滋阴补精的食物，如瘦肉、蛋类、奶类等。

　　不吃辛辣、炙烤食物。

　　禁酒。

[食疗方]

胖大海茶

材料：

胖大海10克，冰糖适量。

制法：

将胖大海用沸水沏泡，加入冰糖少许。

用法：代茶饮，每日饮用。

专家解方

胖大海能清肺利咽喉，失音伴有发热、咽喉疼痛、口干心烦等症，可用之。

百合羹

材料：

鲜百合30克，生粉适量。

制法：

将鲜百合水煮，将熟时，加入适量生粉调匀成羹，食时加白糖或冰糖水少许。

用法：每日服用。

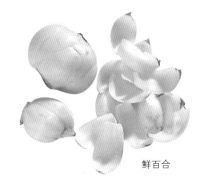

鲜百合

专家解方

百合养阴润肺作用较好，故可用于失音病程较长，伴见声音嘶哑、时有干咳、口渴心烦、倦怠乏力的患者。

咽喉炎

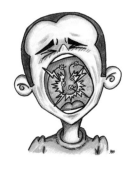

　　咽喉炎是发生在咽喉部的急慢性炎症，为常见病，尤其是演员、教师或化工企业中的工作人员，发病率较高。急性咽喉炎多发生在春秋季节，由于受凉、过劳、烟酒刺激等诱因使抵抗力下降，经飞沫或接触传染而发生。慢性咽喉炎多由急性转变而来，与烟酒过度、嗜食辛辣食物、粉尘环境等有关。饮食调理对本病防治有较好效果。

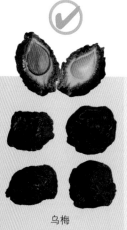

乌梅

[食疗法]

　　宜多饮果汁、开水，适量食用牛奶、绿豆、芹菜、梨、乌梅、荷叶、板蓝根等。

　　可常饮一些具有润喉作用的食品。如每日以沙参、麦冬泡茶饮。可经常含服四季润喉片等。

　　忌烟酒。不吃辛辣刺激食物。

🥣 [食疗方]

银花百合汤

材料：

百合30克，金银花9克，连翘9克，冰糖20克。

制法：

以上用料同入锅中，加水1000毫升煎煮约20～30分钟，去渣取汁，待稍凉后食用。

用法：每日1剂。

专家解方 方中金银花、连翘能疏风清热、利咽解毒。冰糖和胃润肺，补中益气。全方对急性咽喉炎风热型有较好疗效，如果有咽喉灼热疼痛，声音嘶哑，不妨一试。

鲜姜萝卜汁

材料：

生姜50克，红萝卜100克。

制法：

分别切碎，用洁净纱布绞汁。两液混匀。

用法：频频含咽。

专家解方 生姜可疏散风寒，红萝卜健胃消食，利咽解毒。对风寒型有效，如果症见突然声音嘶哑，咽喉微痛，吞咽不利，咽喉痒，鼻塞流清涕，恶寒发热，无汗，口不渴，可用之。

生地沙参萝卜饮

材料：

生地黄20克，北沙参20克，红萝卜适量，麦芽糖50克。

材料：

取红萝卜适量，洗净捣烂，榨汁；生地黄、麦冬用文火煎，去渣取汁；最后与麦芽糖一同隔水炖熟。

用法：热饮，每日1剂，分次饮。

专家解方 生地黄清热凉血、养阴生津，北沙参养阴生津、利咽喉，加入红萝卜汁化痰，麦芽糖入肺脾胃三经，能补虚、生津、润燥，全方组合有清热养阴润燥作用，对咽喉微痛、干痒、有灼热及异物感、手足心热、腰膝酸软的慢性咽喉炎，颇有良效。

白内障

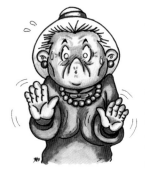

白内障多发于老年人，这是为什么呢？因为，随着年龄的增长，晶状体逐渐变硬，体积也增大，颜色由无色变为灰色或褐色，引致视力下降，年龄越大，这种改变也越明显。无论什么原因，只要晶状体发生混浊，变成不透明，就称为"白内障"。如果视神经及视网膜没有病变，手术治疗，效果理想。

现代医学认为，由于晶状体内氨基酸和微量元素锌、硒等的减少和不足，使晶体内的蛋白变性混浊，因此，食疗作为辅助治疗，适当选配，可有效地控制病情。

[食疗法]

龙眼肉

多吃具有益肝肾、补益脾胃、养心宁神作用的药物。补益肝肾的药物如枸杞子、黄精、核桃、羊肉等。补益脾胃的药物如人参、山药、莲子、薏苡仁、扁豆、山楂、麦芽等。养心宁神的药物如龙眼肉、酸枣仁、柏子仁等。宜多吃具有清肝明目作用的药物和食物，如决明子、白菊花、芹菜等。

少吃高脂肪食物及动物内脏。少吃辛辣及油炸等难以消化的食物。不吃肥腻的食物。

[食疗方]

枸杞子羊肾汤

材料：

羊肾(腰子)2个，枸杞子20克。

制法：

将羊腰剖开，去除内部筋膜，切片，爆炒，放入佐料及枸杞子，加水400毫升，煲汤。

用法： 饮汤食肉。每2 ~ 3日1剂。可常服。

专家解方 羊腰、枸杞子有补益肝肾、明目的作用，可用于肝肾亏损引起的白内障，此类病证，常见视物模糊、头晕耳鸣、腰膝酸软。

参芪鸡

材料：

党参30克，黄芪60克，母鸡1只，调料适量。

制法：

将党参、黄芪装入纱布袋内，放入母鸡腹中，置砂锅内炖至鸡熟烂，弃布袋。

用法： 酌量佐餐食用。每3 ~ 5日1剂。

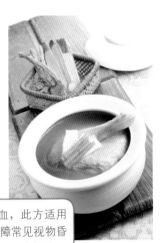

专家解方 党参、黄芪可健脾益气，母鸡大补气血，此方适用于脾虚气弱引起的白内障。这一类型的白内障常见视物昏花，精神倦怠，肢软无力，面色苍白，纳食少，大便溏。

第3章 五官及皮肤科病食疗 一

脱发

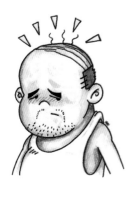

你知道吗？每人大约有 10 万根头发，每天脱落约 100 根是正常的，脱落的头发由新生的代替，这是正常的新陈代谢。因此，只要没有秃斑或头发不变稀疏就不能算脱发。

脱发分生理性和病理性两种，生理性脱发如：妊娠、分娩后脱发，中年以后脱发；病理性脱发主要由各种疾病引起，如急慢性传染病、贫血、癌症、多种皮肤病、内分泌失调、精神因素等。如何通过饮食调理保持亮丽的秀发，其中很有学问呢！

🏥 [食疗法]

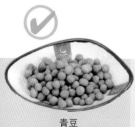

青豆

饮食宜多样化。适量进食优质蛋白，如动物肝脏、鸡蛋、鲫鱼、奶类、大豆等。

宜多吃富含微量元素锌的食物，如生蚝、海带、紫菜、栗子、核桃、花生。多吃富含维生素 E 的食物，如黑芝麻、莴笋、椰菜等。多吃富含维生素 B_6 食物，如青豆、蚕豆等。

不饮刺激性饮品，如浓茶、咖啡等。不吃含高脂肪的饮食。不饮酒类。适当减少糖的摄取。

核桃黑芝麻糊

材料：

核桃肉250克，黑芝麻250克，面粉500克，白糖适量。

制法：

将核桃肉洗净、晾干、压碎。黑芝麻炒熟，磨成粉。面粉炒熟。三者混匀，瓶装备用。

用法：每次取30克，依据个人喜好加白糖或盐适量，开水调成糊状，当早餐吃。

专家解方 核桃肉、黑芝麻皆有补肾益精功效，对脱发伴有：头发细软无光泽、精神不振、头晕耳鸣、腰膝酸软者，有良效，可长期服食此方。

浓发煎

材料：

侧柏叶50克，桑椹200克，蜂蜜50克。

制法：

水煎侧柏叶20分钟后，去渣，再纳入桑椹，文火煎煮半小时去渣，加蜂蜜即成。

用法：每2～3日1剂。

专家解方 侧柏叶可凉血热，桑椹可养血补阴，合而用之，可清热凉血，祛风生发。对头发成片脱落、头皮发亮、局部微痒，伴心烦易怒、便秘、小便黄的患者，有一定效果。

桃仁芝麻大豆粥

材料：

粳米100克，核桃仁10克，黑芝麻10克，黑大豆10克。

制法：

上述诸料，加水适量，同煮成粥，即食。

用法：每日食用。

专家解方 本方能活血化瘀生发，若头发脱落，日久不长，伴头部刺痛、面色晦暗者，可选本方，且可长期服用。

头发早白

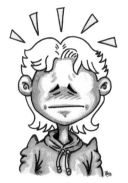

正常情况下，黄种人的发色呈黑褐色，中年时期仅见少量白发，步入老年才逐渐增多，乃至全白。然而有些青少年便出现白发，这就是头发早白，人称"少白头"，也即"青少年白发病"。中国人一般都以乌黑亮泽的秀发为美，过早出现白发被视为未老先衰或疾病的信号，不免令人伤怀。

先天性头发早白，多与家族遗传、禀赋不足、色素缺失有关；后天性头发早白，可能与营养不良、精神创伤、情绪激动以及某些疾病有关。食疗对后天的头发早白还有较大的作用呢！

[食疗法]

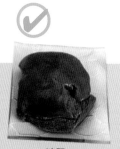

猪肝

注意营养均衡，不偏食，不挑食。

多吃粗粮、豆类、绿色蔬菜及瓜果等富含维生素 B 的食物。多吃富含铜、铁、锌等微量元素的食物。此外，多吃具有补益肝肾的食物。

不饮具有兴奋神经作用的饮料。不饮酒。

服药期间，禁食萝卜、葱、蒜。

[食疗方]

菟丝子粥

材料：

菟丝子15克，茯苓15克，莲子肉10克，黑芝麻15克，粳米100克，食盐适量。

制法：

将以上药物洗净，加粳米及适量水，煮开后，文火煮40分钟，加少许食盐，即可食用。

用法： 每日食用。

 专家解方 菟丝子粥适用于肝肾不足所致的头发早白。

黑乌豆

材料：

黑豆250克，何首乌60克，枸杞子60克，核桃12个。

制法：

核桃剥去外壳及内衣，炒香研碎。将枸杞子与何首乌加适量水同煎，汁浓后滤渣取汁，将炒香的核桃肉与黑豆一起投入汁中，煮至核桃肉稀烂，汤汁全部被黑豆吸收后，取出晾干或烘干，即可食用。

用法： 每日2次。

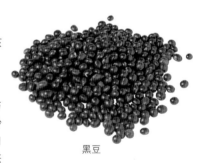

黑豆

专家解方 适用于肝肾不足所致的头发早白。

痤疮

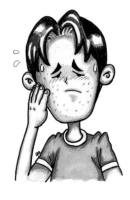

痤疮，俗称"粉刺"，又名"青春痘"，青年人常见，是一种毛囊慢性炎症性疾患。因皮脂腺分泌旺盛，引起排泄口的阻塞，使球菌、毛囊虫、痤疮杆菌等滋生，加上游离脂肪酸刺激毛囊，导致皮肤炎症反应。主要生于面部，表现为黑头粉刺、丘疹、脓疱、结节、囊肿、疤痕，有的甚至满脸"疙瘩豆"，给爱美的青年朋友带来无限烦恼和压力。

食物与痤疮的发生及加重有关，所以痤疮患者的食疗尤为重要。

栗米

[食疗法]

多吃蔬菜水果，保持大便通畅。

多吃含锌丰富的食物，如瘦肉、猪肝、生蚝、栗米、黄豆、萝卜、茄子、大白菜等。多吃富含维生素 A 及 B_2、B_6 的食物，如红萝卜、豆类、蛋类、粗粮等。

少吃动物脂肪，如肥肉、猪油等。控制糖的摄取量。少吃煎炸食品。不吃辛辣食物及海产品，如鱼、虾、羊肉、贝壳类、辣椒、姜。不可饮酒。

[食疗方]

黑豆粥

材料：

黑豆150克，益母草30克，桃仁10克，苏木15克，粳米100克，红糖适量。

制法：

将益母草、桃仁、苏木用水煎30分钟，滤出药汁，将黑豆放入药汁中，加水适量，煮至八成熟，下粳米煮粥，粥好，加糖即可服用。

用法：早晚各服1小碗，可常服。

专家解方 黑豆具健脾养血功效，益母草、桃仁、苏木皆有活血化瘀的作用，此方可用于痤疮呈硬结者。

枇杷清肺茶

材料：

枇杷叶10克，淡竹叶10克，生槐花10克，白茅根30克，菊花5克，嫩桑叶5克。

制法：

将上述诸药放入锅中，煮15～20分钟，取汁。

用法：代茶频饮，加入少量白糖，酸甜适口。可常饮。

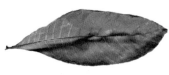
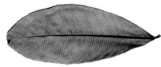

枇杷叶

专家解方 上述诸药，性味皆偏寒凉，可清热利小便，适用于痤疮，伴见：黑头丘疹、水疱、脓疱、面色潮红、瘙痒，口渴饮冷，大便干燥等症状。

酒渣鼻

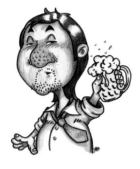

酒渣鼻，是指鼻色紫赤、甚则鼻端增大变厚的一种皮肤病。一般发病初起时表现为鼻部皮肤潮红，继而伴发皮肤丘疹、脓疮及毛细血管扩张，并可形成鼻赘。

本病的发生与肺胃积热有关，且嗜酒之人容易发生。近来发现本病与毛囊虫感染有关。需留意的是，酒渣鼻与粉刺不同，因为粉刺多表现为散在的红色丘疹，较少有鼻部表现。

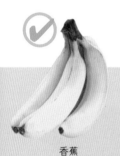

香蕉

[食疗法]

饮食宜清淡，不吃辛辣刺激性的食物，少饮浓茶，不饮酒。

平素便秘者，宜多吃水果蔬菜，保持大便通畅。

若大便偏干，宜多饮水，多吃含粗纤维多的食物。

[食疗方]

枇杷茅根饮

材料：

枇杷叶30克，茅根50克。

制法：

上2味用水洗净，加水300毫升，煎40分钟，去渣。

用法：取汁代茶饮，每日1剂。

专家解方 适用于酒渣鼻伴有便秘、口干、口渴、舌红、苔黄的病者。方中枇杷叶可清宣肺热，茅根可利尿清热，且两种都是肺经药物，对肺经热邪偏盛的酒渣鼻有一定的疗效。此方需服用一段时间。

枇杷三七粥

材料：

枇杷叶30克，三七5克，粳米100克。

制法：

将枇杷叶、三七共煎，去渣取汁，再与粳米同煮。

用法：每日服用，以1周为1个疗程。

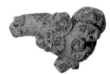

三七

专家解方 此食疗方适用于鼻赘肉期者，症见鼻部组织增生明显，呈结节状。

皮肤瘙痒症

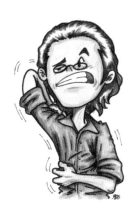

有时你可能会感觉到皮肤瘙痒，或有烧灼、虫爬、蚁走等感觉，而局部皮肤并没有破损，这就是皮肤瘙痒症。可分为全身性和局限性两种。好发于冬季，老年人常见。感情冲动、温度变化、衣物磨擦等因素常诱发，某些饮食习惯的改变，也可对本病的发生产生影响，例如进食鱼、虾、蟹等，均可诱发瘙痒。如有选择地进食某些食物，可达到辅助治疗的目的。

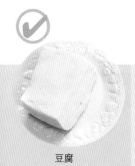

豆腐

[食疗法]

饮食宜清淡，以素食为主，如白菜、菠菜、豆腐、莲藕等。

伴心情烦躁者，宜选用莲子、百合、酸枣仁、生蚝、木瓜等安神食品。

不吃"发物"及辛辣厚味食物，如鱼、虾、蟹、羊肉、葱、蒜、辣椒、韭菜等。

[食疗方]

白茅银耳汤

材料：

银耳10克，冰糖50克，金银花5克，白茅根30克，淡竹叶10克。

制法：

先取白茅根、淡竹叶，加水300 ~ 400毫升同煎，煮约15分钟，去渣取汁，如此反复煎煮三次，将药液混合待用。银耳用温水泡开洗净，与药液一同入锅内煮沸，改用文火炖约2小时，最后加入冰糖、金银花，略煮即可。

用法： 每日1剂。

> **专家解方**
>
> 金银花、淡竹叶、白茅根，性寒凉可清血热，此方适用于血热型皮肤瘙痒症。此型的皮肤瘙痒，过热尤甚，伴见患处皮肤色红，搔之更甚，口干心烦。

芥末猪肚

材料：

猪肚400克，芥末20克，芫荽10克。

制法：

猪肚洗净煮熟，切丝后加调味品及芥末、芫荽等。

用法： 作佐餐食用，每3 ~ 5日1剂。

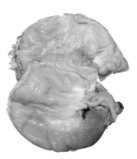

猪肚

> **专家解方**
>
> 猪肚补益气血，强壮脾胃；芥末、芫荽都能散风祛寒。整方能祛风散寒、补养气血。适用于皮肤瘙痒、伴皮肤干燥、搔之脱屑、每遇风寒病情加重、面色不红润的病者。

湿疹

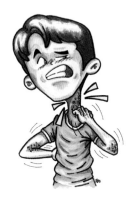

可能有许多人都患过湿疹，它是一种变态反应性皮肤病。症状多样化，呈红斑、丘疹、水疱、糜烂、渗液、皮肤肥厚及苔藓化等多种损害，其特点是常有渗出物，使局部湿润，所以名为"湿疹"，并且瘙痒剧烈，常反复发作。与感受湿热邪气及阴液受伤有关。饮食失宜与发病有很大关系。

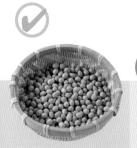

黄豆

[食疗法]

宜进食富含维生素 B_6、维生素 C 的食物，如动物肝脏、鸡肉、牛肉、猪肉、黄豆、红萝卜、番茄等。

饮食宜清淡，多吃富含锌、亚油酸的饮食。高锌食物如肝脏、肉、鱼等；高亚油酸食品如葵花籽、核桃仁、豆油、芝麻油等。

忌食易引致过敏的食物、药物，如虾、蟹等。忌浓茶、咖啡、酒类。

[食疗方]

薏莲粥

材料:

薏苡仁50克,鲜玉米须15克,莲子15克,白茅根15克,粳米100克。

制法:

先煮白茅根、玉米须,20分钟后去渣,加入薏苡仁、粳米、莲子,煮成粥。

用法: 每日食用。

专家解方

本方能清热除湿,可用于湿热蕴结所致湿疹。常见症状为: 红斑、疮疹、水疱成堆叠现,揩破则流滋水,局部湿烂,基底鲜红,大便干结,小便黄。

鲤鱼芡实汤

材料:

鲤鱼1条(约250克),赤小豆30克,芡实30克。

制法:

先煮赤小豆、芡实20分钟,加入鲤鱼(去鳞、鳍、尾及内脏)同煮,待鱼熟豆烂后,加入调料。

用法: 吃鱼饮汤,每日食用。

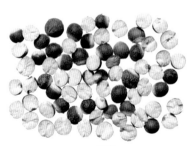

芡实

专家解方

鲤鱼益脾养阴,利水消肿。赤小豆、芡实健脾除湿,解毒利尿。合用具有健脾除湿、滋阴润燥作用。适用于病程较久的湿疹。此类湿疹,皮损渗水增多,基底暗红,隐隐作痒,或皮损肥厚,纹理粗糙,干燥坚韧,像牛皮样,瘙痒时作。

荨麻疹

荨麻疹，俗称"风疹块"，是一类以瘙痒和出现风团样皮疹为特征的皮肤病。这种皮肤病为何叫做"荨麻疹"呢？原来古人发现此病可由野生植物荨麻磨擦皮肤引起，所以得名。本病发病率较高，其特点是发病突然，全身出现局限性风团，小如芝麻，大如豆瓣，呈鲜红色或淡红色，奇痒伴灼热，可融合成片状或环状，数小时后迅速消退，但随后又可成批出现，时隐时现。

本病病因较复杂，过敏是主要原因，过敏源可来自体内，也可来自体外。比较常见的是对某些食物、微生物、花粉或药物等过敏，如进食鱼、虾、蟹、蛋类以后，或注射青霉素、血清，服痢特灵，吸入花粉等，还有对寒冷、日光的过敏等。体内病变如慢性传染病、寄生虫病、隐匿性感染等都是慢性荨麻疹的病因。

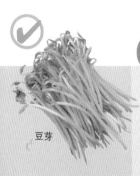

豆芽

［食疗法］

宜多吃新鲜蔬菜或水果，宜吃具有清热、凉血、解毒作用的食物，如白菜、菠菜、芹菜、通菜、茄子、丝瓜、豆芽等。

不吃过敏性食物。不吃辛辣刺激性食物和生冷油腻食物。

[食疗方]

黑芝麻饴糖羹

材料：

黑芝麻粉150克，饴糖150克，生甘草30克。

制法：

将生甘草洗净，放入锅内，加清水适量，文火煮半小时，去渣取汁，加入饴糖，待溶化后加入黑芝麻粉，煮成糊状。

用法：随量食用，每日服用。

专家解方 此方可用于肝肾不足型荨麻疹。常见症状为：风团大小不一，多为环状，有时融合成片状，色淡红，奇痒，呈慢性反复发作。

生地艾叶蛇肉汤

材料：

蛇(鲜活)1条(约250克)，生地黄24克，生艾叶6克，黑豆60克，生姜、红枣少许。

制法：

将蛇去头、皮及肠杂，将生地黄、生姜、红枣、黑豆洗净，用清水浸渍5小时后，一起入锅，加水文火煮3小时，加入艾叶，再煮半小时，调味后食用。

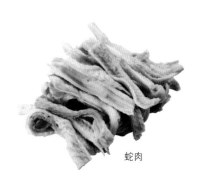

蛇肉

用法：2～3日1剂。

专家解方 本方可凉血活血、祛风止痒。如全身突然出现风团，大小不一，呈鲜红色，剧痒伴灼热，且有反复发作史者，可用此方。

143

第 4 章

妇科病食疗

月经先期

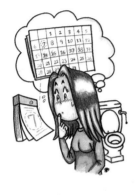

月经提前1～2周来潮，称为月经先期。这是令许多女士苦恼的事情，因为它不仅造成工作生活上的不便，更令人担忧的是可能伴发其他疾病。月经先期常因气血虚、血分有热引致。饮食方面不注意可造成脾胃消化功能受影响，进一步可导致月经病的发生。因此，饮食调理对月经先期的预防治疗也有一定的功效。

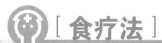

[食疗法]

新鲜蔬菜

宜食用清淡、富有营养的食品，不偏食。

少吃寒凉生冷食物，如冰冻饮料、雪糕等。少吃辛辣燥热、煎炸的食物。少吃肥甘厚腻食物，以免妨碍脾胃消化功能。

忌酒。

乌鸡归芪汤

材料：

乌鸡1只，黄芪、当归、茯苓各10克。

制法：

将乌鸡去毛及内脏，洗净，黄芪、当归、茯苓放入鸡腹内，缝合，再将鸡放在砂锅内煮至烂熟，去药渣。

用法：吃鸡肉喝汤。月经前每3天1剂，分3次吃完，连续服用2剂。

专家解方

如果经期提前，且月经量多，但月经颜色淡，自觉全身无力，此属"气血虚"，可选此方辅助治疗。方中黄芪、茯苓可补气，乌鸡更可补血，合用补益气血作用强。

核桃莲子粥

材料：

核桃肉60克，莲子30克，粳米100克。

制法：

将核桃肉、莲子、粳米一起放在锅内，加水煮粥。

用法：平日食用，每2～3日1剂。

专家解方

如果月经提前，经量多，经血颜色淡，质清稀，还伴有腰酸、头晕、耳鸣、面色晦暗等症时，可试用此方。方中有补肾的核桃肉、补心安神的莲子，同时还有养胃的粳米，不妨一试。

鲜柏饮

材料：

鲜莲藕250克，鲜侧柏叶100克，蜂蜜15克。

制法：

将鲜莲藕、鲜侧柏叶洗净，切成细粒，以搅拌机搅烂、榨汁。加蜂蜜混匀，放入炖盅内，文火隔水炖5分钟即可。

用法：随量饮用，经前每日1剂。

专家解方

如果月经提前，量多，色紫红，质稠有血块，平常心烦口渴，面色较红，此属于"血热"型，可选用此方凉血热。

月经后期

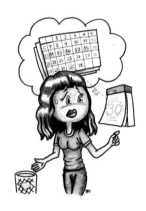

什么叫月经后期呢？顾名思义，是指月经迟于常规时间而至。如果月经周期推迟7天以上，甚至时隔三至五个月来潮一次，连续发生3次以上，称为月经后期。当然，如果这种情况在青春期初潮后不久，或更年期前后，月经有时延迟，并非病态，而是一种正常的生理现象。月经后期如果与月经量过少同时出现，往往会发展为闭经，所以必须及早治疗，防患于未然。肾虚、血虚、血寒、气机不畅和痰湿内阻是本病常见的原因。

[食疗法]

鲤鱼

多吃具有补益气血、富有营养的食物，如鲤鱼、牛肉、羊肉、奶类等。多吃具有疏肝解郁、健脾开胃作用的食物，如茴荽、芹菜、鲜萝卜、葱、蒜、山楂等。

少吃生冷寒凉食物。

不吃辛辣、油腻、刺激性食物。

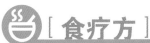

甲鱼汤

材料：

甲鱼1只（约400克），枸杞子60克。

制法：

将甲鱼洗净，切成小块，与枸杞子一同放入锅中，加水，煮熟。

用法：吃肉喝汤，每周1～2剂。

专家解方 甲鱼具有补肝肾、养气血作用。妇女如果经期延后，月经量少，颜色淡暗，质清稀，更伴有腰酸腿软，头晕耳鸣，可用此方，坚持服用一段时间，会有明显效果。

当归阿胶酒

材料：

当归、阿胶各30克，黄酒1000毫升。

制法：

将上药与酒共置于瓷器中，隔水加热，煮开1小时后，过滤去渣即可。

用法：每次饮用30毫升，每日2次，月经前连续服用7天。

专家解方 本方具有养血行血调经功效。如果月经后期，月经量少，颜色淡，质清稀，同时伴有小腹空痛、头晕眼花、面色苍白等症状，可试用此方。

羊肉汤

材料：

羊肉100克，豆豉50克，生姜10片，当归10克。

制法：

以上4味，加水煮至烂熟，再加调味品服用。

用法：每日1剂，月经前连续服用3～5剂。

专家解方 羊肉可温脾养血，配当归可增强其补血力量。此方是当归生姜羊肉汤加用豆豉而组成的，适用于虚寒证。如果月经期错后，量少，颜色淡，质稀，又伴有怕冷、小腹隐痛，手按可使疼痛减轻，则可试用之。

月经先后无定期

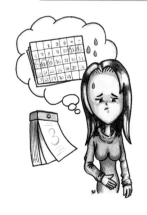

月经应每月依时而来，但如果月经周期紊乱，时或提前，时或推迟达一个星期以上，这就是月经先后无定期。本病月经量是正常的。如果不及时治疗，可发展成为崩漏。

本病的发生，与肾虚、脾虚、肝郁等有很大的关系，其中以脾虚引起的月经先后无定期与饮食关系最为密切。

[食疗法]

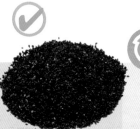

芝麻

多吃具有补益作用的食物。如果肾虚明显者，宜多吃具有补肾益精作用的食品，如芝麻、猪腰、核桃仁等。如果伴有脾虚症状，宜多吃具有健脾益气养血作用的食物，如山药、大枣、饴糖、猪肚、鹌鹑等，不可食用苦寒、破血的食品。

六情抑郁者，可多吃陈皮、山楂等。

不吃辛辣香燥的食物。

[食疗方]

枸杞当归汤

材料：

枸杞子20克，当归10克，羊肉100克。

制法：

将枸杞子、当归、羊肉一同放入锅中，炖熟后，加少许调味品。

用法：吃肉喝汤。月经后连续或隔天服
用5～7剂。

专家解方 月经或前或后，量少色淡，质稀，头晕耳鸣，腰酸腿软，小便频数者，属气血不足。当归、羊肉可大补气血，而枸杞子也是补血温阳药物，选用本方可达到补气益血目的。

参芪母鸡汤

材料：

党参、黄芪、当归各15克，母鸡1只。

制法：

将母鸡去毛及内脏，洗净后，与党参、黄芪、当归放入锅中，加水煮熟食用。

用法：吃肉饮汤。月经后隔天食用5～7
剂。

专家解方 月经先后无定期，量多，颜色淡，质清稀，且全身无力，胃脘胀满不适，此属于脾虚血虚。党参、黄芪有补气作用，当归有养血作用，母鸡可大补气血，整方具有益气养血的功效。

香附酒

材料：

香附50克，黄酒500毫升，红糖适量。

制法：

将香附放入黄酒中，煮滚数次后去药渣，每次服用30毫升，不胜酒力者减量。

用法：每日3次，月经前连续服用5～
7天。

专家解方 酒可行气血，而香附是理血分气机的重要药物，古人称"血中气药"。如果月经先后期不固定，月经量时多时少，颜色暗红有血块，胸部及乳房、下腹部胀痛，精神郁闷，经常叹息、嗳气，属肝气不舒为患，可选用本方。

月经过多

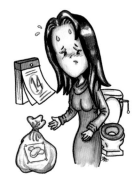

　　月经周期正常，但经量明显增多，称为月经过多。如何判断月经量过多呢？一般而言，如经期用卫生巾超过 20 片，便是月经过多了。许多患者都知道月经不调的发病与日常饮食、情绪的关系较为密切。重视饮食调养，对月经病有很大的帮助。

[食疗法]

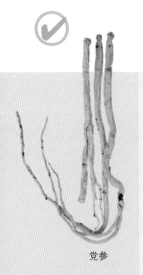

党参

　　应注意补气养血，扶助正气。适当补充高蛋白饮食，多食党参、黑豆、红糖、粳米等。

　　不饮酒。不吃煎、炸、辛辣的食物，如羊肉、浓茶、辣椒、胡椒、芥末等。

　　不吃寒凉食物，如冷饮、生冷瓜果等。

[食疗方]

乌鸡汤

材料：

乌鸡1只，黄芪50克，艾叶30克，红枣20枚。

制法：

将乌鸡洗净，加水适量，与黄芪、艾叶、红枣同煮。

用法：熟后吃肉喝汤，2 ~ 3 天 1 剂。

专家解方 乌鸡可大补气血，更是女士的补养佳品，著名的补血调经良方"乌鸡白凤丸"就是以乌鸡作为主药。如月经量多，伴有血色淡红，质稀无血块，疲倦乏力，下腹空坠感，可选此方。

地榆酒

材料：

地榆60克，黄酒适量。

制法：

将地榆研成细末，用纱布包好，每次6克，加黄酒煎10分钟。

用法：热服，每日 2 次。

专家解方 此方有清热止血作用。如月经量偏多，月经颜色鲜红，质黏稠，同时又伴有口渴心烦、小便黄、大便干结者，可选用本方。

益母草汤

材料：

红糖60克，益母草30克。

制法：

以益母草煎汤，冲入红糖。

用法：每日 1 剂，分 2 次服用。

专家解方 益母草为妇科的常用药，有"益母"之功，可活血化瘀止血，如月经量过多，色紫暗，夹有血块，伴痛经，可选用。

功能性子宫出血

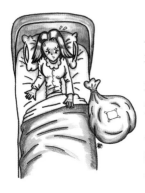

在临床，不少病人虽然生殖系统无明显器质性病变，但月经或前或后，完全没有规律，经量时多时少，且拖延时间较长，这种情况属于功能性子宫出血，也叫"崩漏"。由于长期反复出血，很容易导致贫血，但要注意的是：不能疯狂进补。须依据引起崩漏原因的不同，选用相应的食疗方法。

［食疗法］

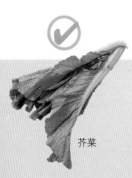

芥菜

饮食宜清淡，富含营养，而且易于消化。

适当食用具有止血作用的食物，如芥菜、莲藕、马兰头、木耳、白及等。

不吃生冷食物，因为寒性可使血液凝滞，生冷食品又容易损伤脾胃，可引致流血不止或月经量偏多。

不吃辛辣、煎炸、刺激性的食品，因辛温助火动血，可加重出血。

[食疗方]

天地饮

材料：

天门冬（连皮）15 ~ 30 克，生地黄 30 克，益母草 9 克，红糖 30 克。

制法：

将天门冬、生地黄、益母草加水煎，去渣取汁，加入红糖。

用法： 每日 1 剂。

专家解方 生地黄具有清热凉血功效，益母草可活血化瘀，天门冬具有滋阴作用，三味合用，则有清热、滋阴、止血的功效。如果月经周期紊乱，每次月经来潮时月经淋漓不尽或者月经量多，颜色鲜红，质稍稠，同时又伴有头晕耳鸣、腰膝酸软、心烦不安等症状，此属肾阴虚夹血热型，可用此方清热凉血滋阴以辅助治疗。

猪腰汤

材料：

猪腰 1 对，核桃肉、莲子各 50 克，续断、桑寄生各 15 克。

制法：

将猪腰先用水浸泡，洗净，去除中间的白色筋膜，同核桃肉、莲子、续断（布包）、桑寄生（布包）一起煮熟。

用法： 吃肉喝汤，每周 2 ~ 3 次。

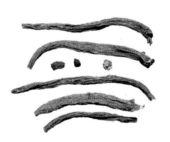

续断

专家解方 核桃肉可补肾温阳，猪腰、莲子、续断、桑寄生等都具有补肾作用，因此，本方温补肾阳作用较好。如果患有功能性子宫出血者，月经血色淡质清稀，又伴有怕冷恶寒、面色晦暗、腰腿酸软、小便清长的症状，此属于肾阳虚，选用此方正合适。

痛经

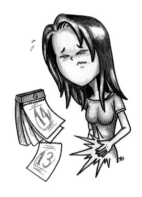

痛经是经常困扰女性的病证，指的是月经期前后，或者逢月经期，出现腹痛。在门诊经常碰到不少痛经的患者询问：经期应该吃什么。不应该吃什么。实际上，合理的营养，再配合一些药膳，能够增强身体防病、抗病的能力，可有效地改善痛经的症状。

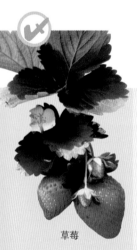

草莓

［食疗法］

合理饮食，均衡营养。

少吃酸涩食品，包括米醋、草莓、樱桃、芒果、柠檬等。

不吃生冷寒凉食品。如：各种冷饮、冰镇饮料、生拌凉菜、梨、柿子、西瓜、马蹄等。不吃刺激性食品，如辣椒、胡椒、辛辣调味品等，否则会加重盆腔充血、炎症，造成子宫肌肉过度收缩，导致痛经程度加剧。

[食疗方]

韭菜红糖饮

材料：

韭菜250克，红糖60克。

制法：

将韭菜洗净，捣烂取汁，红糖加水煮沸溶化，与韭菜汁混匀饮用。

用法：每日1剂，连用2~3天。

专家解方 韭菜、红糖都是温热性质的食品，且韭菜具有温阳行气的作用，如果在每次痛经时，月经中有许多暗红色的血块，说明痛经性质属于寒凝血滞，可尝试这个方。

花椒姜糖水

材料：

生姜20克，花椒9克，红糖30克，红枣10枚。

制法：

水煎服。

用法：每日1剂，月经来潮前服用，可连用3~5天。

专家解方 如果痛经与受寒凉有明显关系，例如在受寒凉之后，痛经症状加重，平时也很怕冷，不如尝试这个办法。当然也可用：生姜15克，红糖30克，水煎服，用法：每日1剂，可连用3~5天。或用黄酒温饮，每次30~50毫升，痛经时服用，可连用数天。

桃仁粥

材料：

桃仁10克，粳米100克，红糖适量。

制法：

将桃仁捣烂成泥，加水研细，过滤去渣取汁，加入粳米及清水煮粥，粥成时调入红糖食用。

用法：每日1次，5日为1个疗程。

专家解方 桃仁可以活血化瘀。本方可用于血瘀型的痛经，主要症状为：舌质紫暗、乳房胀痛，经前或经期时小腹胀痛，行经量少，经血紫暗有块。

闭经

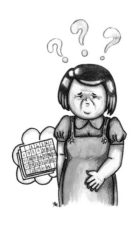

许多妇科疾病都可能出现闭经。闭经可分为原发性和继发性两大类，如果年满18岁，仍无月经来潮，属原发性闭经；如果以往曾经有正常月经，但其后因某种病理性原因而月经停止6个月以上，就是继发性闭经。

闭经不一定是病态，青春期前、妊娠期、哺乳期以及绝经期后的月经不来潮，都属于生理现象。

如果你有闭经，必须找专科医生查清病因。除了药物治疗外，食疗也有一定的优势，根据闭经的虚实情况加以选择。

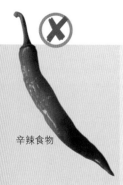

辛辣食物

[食疗法]

合理营养，均衡饮食，保证充足的营养来源。

因体虚而引起闭经的患者，应多吃高蛋白饮食，但也要注意避免过于肥腻。

少吃有酸涩收敛作用的食品，如醋、酸菜、泡菜、石榴、杨梅等。不吃烧焦成炭的食品。

不吃辛辣燥热、肥腻食品，不吃生冷食物。

[食疗方]

香附桃仁粥

材料：

香附30克，桃仁15克，粳米100克，红糖30克。

制法：

香附水煎取汁，将桃仁捣烂加水浸泡，研汁去渣，与粳米、红糖同入砂锅，加水适量，用文火煮成稀粥，温热食之。

用法：每2～3日1剂，连服数日。

> **专家解方**
>
> 如果闭经伴有：小腹胀痛，精神抑郁，烦躁易怒，乳房胀痛，可选用此方。方中香附可理气，桃仁可以活血，粳米可以和胃，整方具有理血活血作用。

薏仁扁豆粥

材料：

薏苡仁20克，炒扁豆20克，山楂20克，粳米100克。

制法：

将薏苡仁、炒扁豆、山楂同煎，去渣取汁，将粳米加入药汁中，煮粥食用。

用法：每2～3日1剂。

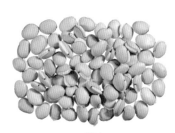

扁豆

> **专家解方**
>
> 本方具有健脾祛湿、活血通经作用。方中薏苡仁、炒扁豆都是健脾祛湿的佳品，而山楂则有活血化痰作用。较适合体形较肥胖，又伴有胸闷、多痰的女士服用。

经行泄泻

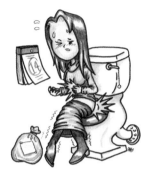

　　有些女士可能会有这种情况：每次月经前或月经期间，出现大便次数增加，大便不成形，甚至像水一样，月经后大便即恢复正常，下次月经前又复发，检查大便却没有异常，这是为什么呢？原来这种病叫"经行泄泻"，即与月经来潮有关的一种腹泻。多因脾肾虚弱而致，除了与体质、情志等因素有关外，饮食不节是重要原因。

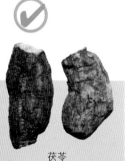

茯苓

⊕ [食疗法]

　　以清淡、易消化食物为主食。注意营养的搭配。

　　多食具有健脾补肾作用的中药，如党参、茯苓、黄芪、山药等。

　　少吃辛辣燥热、肥腻食品，不要暴饮暴食。

　　不吃寒凉生冷食物。

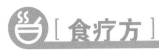 **[食疗方]**

薏米莲子粥

材料：

薏苡仁、芡实、莲子粉各30克，粳米100克，白糖适量。

制法：

上述4味共煮粥，加适量白糖。

用法：分次食用，每日1剂。

专家解方 经行泄泻与脾胃的消化功能异常关系密切。薏苡仁、芡实、莲子粉具有健脾助消化作用，可治疗腹泻。如果经行泄泻并且伴见胃脘胀满、神疲肢倦、经来量多、色淡质稀、平时带下量多、带下色白质稀，此属于脾虚型，可用此食疗方，更可长期服用。

肉桂粳米粥

材料：

肉桂粉2克，粳米100克，砂糖适量。

制法：

将肉桂粉、粳米加水煮粥，熟后加砂糖调服。

用法：每日1剂。

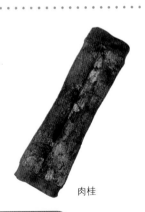
肉桂

专家解方 如果月经期间泄泻较严重，且泄泻一般在清晨发作，伴有腰酸、怕冷、耳鸣、月经量少，月经色淡，带下清稀如水者，属于脾肾阳虚，应该温补肾阳。肉桂具有温补肾阳的作用，粳米可调补脾胃，因此可选本方。但是也应注意，不可因治病心切，加大肉桂的用量，以求速效。

围绝经期综合征

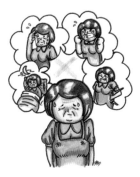

围绝经期，亦称为更年期，是妇女绝经前后必须经历的一段生理过程。主要表现是月经发生变化，最后停止来潮，医学上把女性生命中的最后一次月经称为绝经。

绝经的年龄因人而异，中国妇女的绝经平均年龄为 49.5 岁，80%在 44 ~ 54 岁之间。大多数妇女能顺利渡过这段时期，但有部分妇女可由于雌激素水平下降而出现一些症状，如月经频繁、月经量多甚至大量出血，阵发性烘热、潮红、出汗、情绪不稳定、失眠、骨质疏松等，这就是围绝经期综合症。处理这类病证，饮食疗法与精神治疗

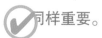同样重要。

[食疗法]

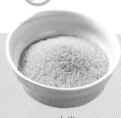

小米

多补充优质蛋白质。多吃富含维生素 B、维生素 C 的食物。如新鲜水果和绿叶蔬菜。多吃粗粮（小米、玉米、麦片等）、蕈类（蘑菇、香菇）、动物内脏、瘦肉、牛奶、大豆及豆制品等。

少吃盐，每天以 3 ~ 5 克为限，对利尿、消肿、降压均有好处。

不吃刺激性的食品，如酒、咖啡、浓茶等。不吃辛辣调味品如葱、姜、蒜、辣椒、胡椒等。

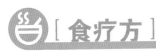

[食疗方]

枸杞百合羹

材料：

枸杞子30克，百合60克，鸡蛋黄2个。

制法：

将枸杞子、百合加水500毫升，煎煮至150毫升。然后取鸡蛋黄2个，搅烂，倒入汤中。加冰糖适量调味服用。

用法： 每2～3日1剂。

专家解方 枸杞子具有补肾作用，百合具有滋阴功效，鸡蛋黄更可大补肾阴，适用于肾阴虚为主的围绝经期综合症。如果出现头晕耳鸣、潮热汗出、腰酸、口干、大便干结、月经紊乱等情形，此方将会有所帮助。

仙龙汤

材料：

羊肉250克，仙灵脾15克，仙茅10克，龙眼肉10克。

制法：

将羊肉洗净，将仙灵脾、仙茅、龙眼肉用纱布包裹，放入砂锅，加清水适量，武火煮沸后，文火煮3小时，去药包，调味即可。

用法： 随量食用，每周2～3剂。

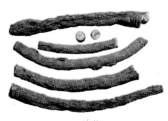

仙茅

专家解方 仙灵脾、仙茅，号称"二仙"，是温补肾阳常用药物，龙眼肉也具有温补肾阳的作用。如果在围绝经期出现面色晦暗、腰酸怕冷、大便稀、月经量多质稀、面部肿胀等症状，说明阳气不足，可试用此食疗方。

带下病

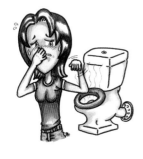

　　白带是指妇女阴道排出的分泌物。在女士的排卵期、月经前期及妊娠期，白带的分泌量都会增加，但没有特殊的气味，这是正常的生理现象。但是，如果阴道分泌物的排出量异常增多，伴有气味的异常和外阴瘙痒、肿胀疼痛及其他症状，就是带下病了。带下病常见于生殖系统炎症、肿瘤、或是阴道异物等。

　　一般来说，如带下量较多，质地清稀，但无气味，则属于虚证；如带下量多，质黏稠，且有臭味，多属实证。食疗，一般对由于脾虚、肾虚引起的带下病疗效显着。

[食疗法]

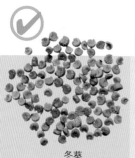

冬葵

　　虚证带下者，宜多吃具有补脾固肾止带作用的药物，如芡实、莲子、山药、核桃仁等。少吃肥甘滋腻的食品。不吃生冷饮食。

　　实证带下者，宜多吃具有清热利湿作用的药物，如冬葵、冬瓜、豆芽、马齿苋、薏苡仁等。不吃厚味滋补食物，如龟肉、海参、淡菜等。

[食疗方]

红枣粥

材料：

山药50克，薏苡仁50克，马蹄粉25克，红枣15枚，糯米100克，白糖50克。

制法：

将薏苡仁洗净，加清水适量，武火煮至薏苡仁开花时，再将糯米、红枣加入，煮至米烂。将山药打成粉，待米烂时边搅边撒入，2分钟后，再将马蹄粉撒入，混匀后停火，加入白糖即可。

用法：本品可作主食，常吃。

专家解方 带下色白或淡黄，质黏，无臭气，疲倦，胃口不佳，大便溏，可用此食疗方。

莲子仙茅炖乌鸡

材料：

莲子50克，乌鸡100克，仙茅10克。

制法：

全部用料一并放入炖盅，加开水适量，文火隔水炖3小时，调味后食用。

用法：每2～3日1剂。

专家解方 如白带清稀如水，终日淋漓不断，腰痛如折，小腹寒冷感明显，夜间小便次数较多，大便不成形，说明肾阳虚弱明显。本具有温肾助阳固涩的作用，可试用此食疗方。

龟苓汤

材料：

乌龟1只，瘦肉100克，鲜土茯苓500克。

制法：

上述各味一起放入砂锅内，加清水适量，武火煮沸后，文火煮3小时，调味后饮用。

用法：每3～4日1剂。

专家解方 如果带下量多，色黄绿如脓，或混浊或挟血，味臭，阴痒，腹痛，一般是因微生物感染引致，在药物治疗的同时，可配合使用此食疗方。

妊娠剧吐

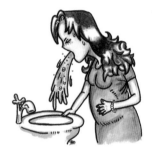

孕妇在怀孕 6 周左右，常可出现头晕身倦、挑食、厌食、恶心呕吐等症状，表现的形式和程度有个体差异，反应较重的妇女可发生剧烈而持续的呕吐，呕吐物除了食物和黏液外，有时还会有胆汁和血液，甚至于出现酸中毒。如此剧烈的反应，称为妊娠剧吐，必须及时治疗。一般人士以为呕吐就不再进食，这是不正确的做法。呕吐以后，仍要努力进食，但必须遵循一定的原则。

[食疗法]

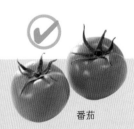

番茄

饮食要简单易消化、品种多样化。选用能补气血、安胎的食物，如牛奶、蛋类、豆制品、瘦肉、猪肝、菠菜、番茄、梅子等。

不吃有刺激性气味的食物，如海产类、辣椒、臭豆腐等。

不暴饮暴食。不吃肥腻食品。

鲫鱼羹

材料:

鲫鱼1条(约250克),姜、蒜、陈皮、砂仁、胡椒适量。

制法:

鲫鱼去鳞及肠杂,洗净,将姜、蒜、胡椒、陈皮、砂仁放入鱼腹内,煮熟作羹汤,加食盐调味。

用法:饮汤吃鱼肉,每日1剂。

专家解方 适量的砂仁可理气和胃,尚有安胎作用。如果有剧烈的呕吐,且呕吐物是食物,伴有疲乏思睡的症状,可试用此方。

鲜芦根柿蒂粥

材料:

鲜芦根30克,柿蒂10克,粳米100克,冰糖适量。

制法:

将鲜芦根、柿蒂同煎,去渣取汁,入粳米煮成稀粥,加冰糖适量即成。

用法:每日1剂。

专家解方 鲜芦根可清热生津,而柿蒂具有降胃气止呕作用,如果呕吐物是酸苦水,伴有口苦、胸闷、头胀、小便黄且少、大便干结,说明妊娠剧吐是因胃热所引起,应清胃热止呕吐,可选用本方。

八宝粥

材料:

芡实、山药、茯苓、莲子肉、薏苡仁、扁豆、党参、白术各6克,粳米100克。

制法:

将党参、白术用纱布包好,然后与其他药物一起入锅,加水适量,煎煮后去药包。再加入粳米,煮粥。分餐食用。

用法:每2~3日1剂。

专家解方 如果呕吐物是痰涎,而且伴有不思饮食、四肢疲乏、气促、心悸等症状,说明引起妊娠剧吐的原因在于脾虚痰浊,可选此方补脾化痰。

妊娠水肿

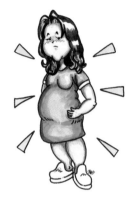

　　如果怀孕后只有脚部浮肿，平卧后能消退，而且不伴有其他症状，这是妊娠晚期常有的现象，产后能自然消退，不必担心，可不治疗。但如果在怀孕后期，出现面部及下肢浮肿，这就是"妊娠水肿"。常伴有小便短少、蛋白尿或其他症状，也称为"子肿"。多由脾虚、肾虚、气滞等原因所致。妊娠水肿与饮食、情绪、体质等因素有关。因此，在调养方面，除休息、左侧卧位外，合理的饮食调理对此病有很大帮助。

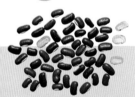

赤小豆

［食疗法］

　　宜多吃具有健脾、益肾、温阳利水作用的食物及药物。如山药、薏苡仁、赤小豆、扁豆、芡实、莲子、冬瓜、萝卜、鲤鱼等。

　　少吃生冷瓜果。注意控制盐的摄入量，宜以低盐饮食为主。每日限用食盐 3 ~ 5 克。

　　不吃生冷食物，不吃辛辣燥热、肥腻食品。

[食疗方]

鲤鱼汤

材料：

鲤鱼1条(约250克)，白术9克，茯苓5克，橘红2克，当归、白芍各3克，生姜3片。

制法：

将鲤鱼及药物，一同放入锅中，加清水适量，文火煮汤，汤熟后加入少许调味品。

用法：吃鱼饮汤。每日1剂，分2～3次服，7天为1疗程。

专家解方 妊娠后，出现头面、双眼及四肢浮肿，或全身浮肿，肤色淡黄或白，皮肤薄而光亮，胸闷气短，言语无力，口淡无味，食欲不振，大便不成形，可试用本食疗方。本方具有补脾、理血、养血等作用。

杜仲炖腰花

材料：

杜仲15克，羊腰1对。

制法：

先将羊腰切开，去筋膜，洗净，杜仲洗净后一同放入炖盅内，加入调料，隔水炖熟。

用法：食羊腰喝汤，每周2～3次。

专家解方 杜仲的主要作用是补肾，羊腰的补肾作用亦佳，故两者合用可补肾温阳。如妊娠浮肿严重，且下肢水肿明显，按之凹陷，伴有：心慌气短，下肢寒冷，腰酸无力，可选用本方辅助治疗。

砂仁炖鲫鱼

材料：

鲫鱼1条(约250克)，砂仁6克，炙甘草3克。

制法：

将炙甘草、砂仁放入鱼腹中，用线缚好，放入锅内，加水适量，用武火烧沸，后用文火炖至鱼烂熟即成。

用法：每日1剂。

专家解方 鲫鱼的蛋白质含量较高，有较好的补益作用。而砂仁是健脾理气的良药。如浮肿是先由脚起，渐及于腿，皮色不变，伴有头晕胀痛、胸闷胁胀、食量少，此属于脾胃虚弱，不妨尝试此食疗方。

先兆流产

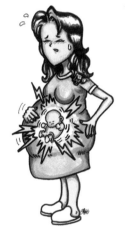

有部分妇女，在怀孕后出现阴道少量出血，以及腰酸、腹痛、下坠等不适，这是先兆流产。如仅有阴道少量出血而无腰酸、腹痛者称为胎漏。如有腰酸腹痛，或下腹坠胀，或伴有少量阴道出血者，称为胎动不安。严重者可引致自然流产。怀孕三个月内的自然流产称"堕胎"，三个月以上胎儿已成形，此时发生的自然流产称"小产"。如果自然流产连续发生三次以上，称为习惯性流产，也即"滑胎"。

先兆流产时，不要惊慌，除药物治疗外，卧床休息、禁止性生活、饮食调理很重要。

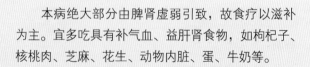 [**食疗法**]

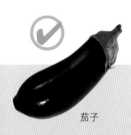

茄子

本病绝大部分由脾肾虚弱引致，故食疗以滋补为主。宜多吃具有补气血、益肝肾食物，如枸杞子、核桃肉、芝麻、花生、动物内脏、蛋、牛奶等。

饮食宜清淡，适当选食具有凉血作用的食物，如芥菜、茄子、木耳等。

不论虚实，均忌酒。不可服用破气伤胎的药物，如薏苡仁、肉桂、干姜、桃仁、冬葵子等。不吃油腻厚味及辛辣刺激性食物。不吃生冷食物。

[食疗方]

仲乌汤

材料：

乌鸡200克，制首乌20克，黄芪15克，红枣10枚。

制法：

将黄芪、制首乌洗净，用纱布袋装好。将乌鸡肉切成小块，全部用料一齐放入砂锅内，加清水适量，武火煮沸后，文火煮2小时，去药袋后调味即可。

用法： 每2～3日1剂。

专家解方 此方的主要作用是补气血安胎。在妊娠早期，如果出现：阴道少量出血，血色淡红，质稀薄，小腹部有下坠感，疲倦乏力，此属气血不足，可选用此食疗方。

补肾固胎粥

材料：

黑豆、菟丝子各30克，杜仲12克，糯米100克。

制法：

菟丝子、杜仲用纱布包好，与黑豆、糯米一起下锅，加水适量，煮粥食用。

用法： 每2～3日1剂。

专家解方 肾虚是先兆流产的重要原因。本方有补肾安胎作用，可用于先兆流产，伴见：腰酸腹坠，头痛耳鸣，小便频繁，夜尿多。

鲤鱼安胎汤

材料：

苎麻根30克，鲤鱼1条（约250克）。

制法：

将苎麻根煎汤，去渣取汁，入鲤鱼（去鳞、鳃及内脏），煮熟，加调味品适量。

用法： 吃鱼饮汤，每2～3日1剂。

专家解方 苎麻根可清血热，又可安胎，如果妊娠后出现：阴道出血，颜色鲜红，伴有心烦、口干、潮热，小便黄、大便秘结的情况，可用此方治疗。

产后身痛

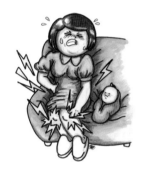

　　"十月怀胎，一朝分娩"，新生命的来临，无疑会给家庭带来无限的快乐。但是，因种种原因，有些妇女在产后出现一些病症，成了快乐中的不和谐音。产后身痛、产后腹痛、恶露不绝、乳汁少、盗汗等等，都属于常见的产后病。

　　产后身痛，是指在产后42天内，出现肢体关节酸楚、疼痛、麻木、肿胀、甚至下肢麻痹，不能走路。这是由于产后气血虚弱、风寒湿邪乘虚侵入人体所致。

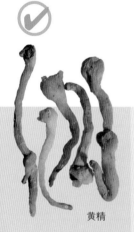

黄精

［食疗法］

　　宜多吃具有补血益气、温经通络、补肾强筋骨作用的食物及药物，如老母鸡、黑米酒、当归、黄精、生姜、葱、核桃仁、猪腰等。

　　可适量饮酒，母乳喂养者，以少量低度酒为宜，以免对婴儿产生不良影响。

　　不吃生冷、煎炸、油腻食物。

[食疗方]

葱白粥

材料：

糯米100克，生姜5片，连须葱7根，米醋5毫升。

制法：

将糯米洗净，生姜捣烂，煮熟，入葱后，再加米醋。

用法： 趁热饮用，食后盖被出微汗。每日1剂。

专家解方

如产后起居不慎，感受风寒，是产后身痛的重要原因。感受寒凉后，全身关节疼痛，屈伸不利，甚或腰背痛，剧痛如锥刺，或肢体肿胀，麻木重着，步履艰难，面色苍白或虚浮，这时煮一碗葱白粥，可疏风散寒、益气除湿，对产后身痛甚有帮助。

产后身痛汤

材料：

当归、鸡血藤、党参、黄精各30克，狗脊15克，老母鸡1只。

制法：

将当归、鸡血藤、党参、黄精、狗脊用纱布包，与去内脏并洗净的老母鸡同煮，至熟烂脱骨。

用法： 吃鸡肉饮汤，每2～3日1剂。

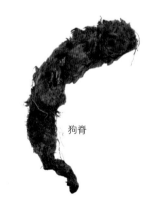

狗脊

专家解方

如果产后出现：全身关节疼痛，肢体酸痛、麻木，面色苍白、头晕、心慌、极易疲倦，这种情况属于肝肾不足、气血虚弱，产后身痛汤会有一定的帮助。当归、鸡血藤有补血的作用，党参、黄精是补气的常用药物，而狗脊又具有补肾的功效，再配合大补气血的老母鸡，营养价值较高，因此全方具有补肝肾、益气血的作用。

产后腹痛

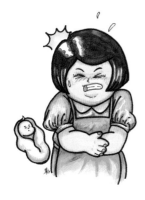

产后腹痛，就是民间所说的"儿枕痛"，指发生于产后的腹痛。初产妇较少发生，但如果你是第二胎产后，那么出现机会就大大地增加了。产后腹痛的原因主要是子宫频繁收缩，也与产后血虚或血瘀有密切关系。如果产后腹痛是因血虚引起，这种腹痛程度一般较轻微，通常是隐隐痛。如果产后腹痛是由血瘀引起，腹痛多较为剧烈。除药物外，食疗也有很大帮助。

［食疗法］

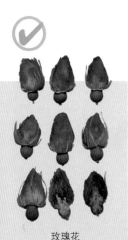

玫瑰花

少吃肥甘厚腻的食物，少吃辛辣煎炒食物。

适当选用具有活血祛瘀作用的食物，如山楂、玫瑰花、韭菜、当归等。可少量饮酒。

不食寒凉生冷食物。

[食疗方]

益母红糖水

材料：

益母草20克，山楂30克，红糖20克。

制法：

将山楂、益母草洗净，放入砂锅内，加清水2碗半，煮至1碗，去渣，加入红糖，煮至红糖完全溶解即可。

用法：每日1剂。

专家解方 益母草对产后因血瘀引起的许多病症都有效。山楂也是活血化瘀的良药，如果产后出现小腹阵阵作痛，伴见恶露不绝、血色暗黑有块，可以此食疗方进行辅助治疗。

玫瑰羊肉汤

材料：

羊肉250克，当归15克，生姜10片，玫瑰花5克。

制法：

将生姜、当归去皮洗净切片，羊肉洗净切块，玫瑰花洗净，一起放入砂锅内，加清水适量，武火煮沸后，文火煮2小时，调味即可。

用法：随量饮用，每2～3日1剂。

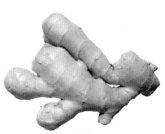

生姜

专家解方 血虚型的产后腹痛是什么样的呢？这种腹痛，常隐隐而作，局部揉按可缓解疼痛发作，伴有恶露量少，颜色淡，头晕眼花等。此时可试用此方。

产后恶露不绝

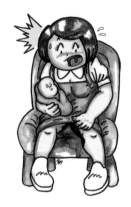

产后阴道的少量流血，称为恶露。正常情况下，恶露在产后21天内应该完全干净。如果恶露持续时间超过3周以上，称为产后恶露不绝。为什么会这样呢？原来本病是因产妇气血不足、邪气乘虚入侵、引起冲任不固所致。治疗本病必须考虑产后多虚、多瘀的特点，除药物外，饮食方面给予配合，收效较好。

[食疗法]

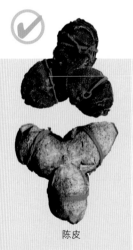

陈皮

合理营养，均衡饮食。

因出血可引致贫血，故可多选择一些具有补益气血作用的食物。选择服用具有行气活血作用的药物和食物，如红糖、陈皮、益母草等。

不要多吃肥甘厚腻的食物，以免引致消化不良。

🍲 [食疗方]

党参黄芪炖乌鸡

材料：

乌鸡200克，党参30克，黄芪15克。

制法：

将党参、黄芪洗净，乌鸡洗净切成块。全部用料一齐放入炖盅内，加水适量，隔水文火炖3小时，调味即可。

用法：随量饮用。每周1～2剂。

 党参、黄芪是补气良药，乌鸡是补血的上品，本方主要适用于气血虚弱型。如果恶露色淡，质稀，伴头晕眼花、失眠心慌等，此方较为适合。

益母草汤

材料：

益母草30克，红糖60克。

制法：

将益母草水煎取汁，再加红糖，即可饮用。

用法：每日1剂。

 给新产妇煮服益母草汤，是民间的传统。本方对产后恶露、量少、色紫暗有血块、伴下腹部刺痛者，有良效。

木耳丹皮汤

材料：

黑木耳30克，丹皮10克，白糖15克。

制法：

将黑木耳用微火炒香，与丹皮混合，加水适量，煮至黑木耳熟，调入砂糖服用。

用法：每日1剂。

专家解方 产后如果不注意个人卫生，可能会出现：恶露不绝，量多，颜色深红，质黏稠，有臭味，口干舌燥，面色潮红，这种情况属于血分有热，在药物治疗的同时，可用木耳丹皮汤配合治疗。

产后汗证

产后数天内有少量出汗，是正常现象。怎样的出汗属于异常呢？有些产妇汗流如注，活动或饭后更多，持续不止，这叫产后自汗。有部分产妇仅在睡眠中出汗，甚至湿透内衣，睡醒流汗便停止，这叫产后盗汗。两种情况合称产后汗证。

本病主要是由于产后体虚而导致的"虚汗"，有气虚和阴虚两种。气虚多导致自汗，阴虚多导致盗汗。食疗为自汗与盗汗防治过程中的一个重要环节。

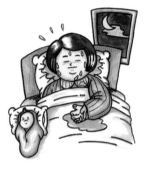

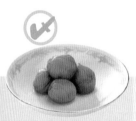

酸梅

[食疗法]

本病属虚证为多，饮食当以滋补为主，或补气或补血。

可以少量食用有收敛作用的食物，如酸梅、五味子等。

少吃肥腻食品。

不吃辛燥发散食品，以免汗出更多，如蒜、芫荽等。

🍲 [食疗方]

黄芪粥

材料：

黄芪50克，粳米100克，红糖适量，陈皮末1克。

制法：

将黄芪洗净，浓煎取汁，再加粳米、红糖、水适量同煮，粥将成时，调入陈皮末少许，稍沸即可。

用法：可供早晚餐，温热服食。每2～3日1剂。

> **专家解方** 本方能补气固表止汗。适用于产后自汗，汗出较多，不能自止，怕风，气短乏力。方中黄芪为补气要药，粳米可以养胃，陈皮末可以调和胃气，改善消化功能。

生地黄鸡

材料：

乌鸡1只，生地黄20克，麦冬20克，饴糖适量。

制法：

将乌鸡去毛及内脏，生地黄、麦冬切碎与饴糖和匀，放入鸡腹内，入笼蒸熟。

用法：单吃鸡肉，每周1～2次。

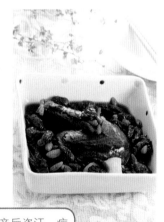

> **专家解方** 本方能养阴益气，生津敛汗，适用于产后盗汗，症见睡中汗出，醒后汗止，面色潮红，口燥咽干。因生地黄、麦冬可滋阴养血，而乌鸡更可益气养阴。

产后缺乳

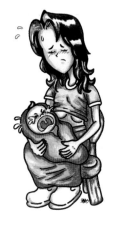

　　母乳是营养丰富、温度适宜、最适合婴儿的天然食品，在大力提倡母乳喂养的现在，缺乳无疑是令人遗憾的。缺乳是如何造成的呢？有两种情况：一是乳腺管不通，二是乳汁少。乳汁的多少与气血的关系极为密切，气血虚弱及肝郁气滞均可导致缺乳。据历代实践经验证明，饮食疗法对此病极为有效，不妨试试。

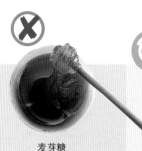

麦芽糖

[食疗法]

　　饮食宜"三高"：高蛋白、高脂肪、高碳水化合物。如清炖鸡汤、豆浆、鲫鱼汤、排骨汤、牛奶、红糖水、小米粥。

　　注意各种营养分的搭配，如维生素、钙、磷、矿物质等。

　　少吃辛辣刺激性食品。饮食不宜过咸。

　　不吃麦芽、神曲、山楂以及麦芽糖、麦芽精等回乳食品。不吃烧焦成炭的食品。

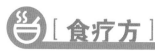

涌泉汤

材料：

穿山甲15克，王不留行15克，漏芦15克，猪蹄2只。

制法：

水煎穿山甲、王不留行、漏芦，去渣，加猪蹄煮汤至烂熟。

用法：吃肉饮汤，每日1次。

专家解方 俗语说"穿山甲与王不留，孕妇服之乳常流"，说明此二味中药的通乳作用较佳。产后缺乳，伴见乳汁浓稠，乳房胀硬疼痛，情绪抑郁，食欲不振者，属肝郁气滞，可用此方。

黄芪花生炖猪蹄

材料：

猪蹄2只，花生100克，黄芪50克，木通6克。

制法：

将上4味一同放入锅内，炖熟，去木通、黄芪，加入少许调味品。

用法：食猪蹄饮汤。每周2~3次，可常服。

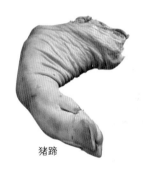

猪蹄

专家解方 猪蹄能补血通乳，在民间已家喻户晓，且应用甚广。黄芪、花生可补气益血，整方能补气养血通乳。用于乳汁少，伴见乳汁清稀，乳房柔软无胀感，面色无华，倦怠乏力，饮食不香，大便溏薄。

产后便秘

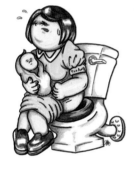

产后出现大便数日不解，或排便时干燥疼痛，难以解出，此即是产后便秘，又称为"产后大便难"。原因是产时、产后出汗太多，或流血过多，导致津液、营血亏损，不能濡润肠道，导致大便燥结，与内、外科疾病引起的便秘不同。产后的合理饮食可减少或预防此病的发生。

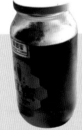

蜂蜜

[食疗法]

多吃新鲜水果、蔬菜。多吃含纤维素多的食物。

对阴虚有火者，宜多吃具有滋阴清热、润肠通便作用的食物，如蜂蜜。

不吃辛辣燥热、肥腻食品。

🍲 ［食疗方］

菠菜木耳猪肝汤

材料：

菠菜250克，猪肝100克，木耳5克。

制法：

猪肝切薄片，用调味品及生粉适量拌匀，腌制10分钟。木耳浸软后，锅内放清水2碗，加木耳煮沸20分钟后，放入菠菜，加适量生油、食盐。煮至菠菜刚熟，再放猪肝煮至熟透即可。

用法：每1～2日1剂。

专家 解方 本方有补血、润肠、通便作用。木耳含蛋白质、维生素、钙、磷、铁等，营养丰富，可滋补肝肾，同时还有通便作用。可用于产后阴虚火旺型的便秘，伴见口干、手足心热的病者。

参归栗子鸡

材料：

党参、当归各30克，栗子20克，母鸡1只。

制法：

母鸡洗净去内脏，在沸水中烫过。党参、当归装纱布袋中，纳入鸡腹内，将栗子、鸡、调味品放入砂锅中，加适量水，煮1小时即成。

用法：可佐餐食用，每2～3日1剂。

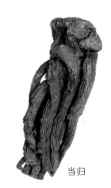

当归

专家 解方 党参能补气养血，当归既补血又润肠，栗子肉补脾胃益肾气，鸡肉滋补气血，是民间产后必食的滋补佳肴。全方能益气养血，健脾润肠，可用于产后气血亏虚引起的便秘。

不孕症

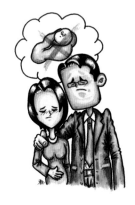

生儿育女，是许多适龄夫妇的理想。但是在现实生活中有不少夫妇却不能如愿，虽然性生活正常，有些婚后同居两年以上仍未能受孕；有的曾经怀孕，但在分娩或流产后两年仍未再怀孕，这两种情况，都称为不孕症，前者为原发不孕，后者为继发不孕。

不孕的原因较复杂，如果是先天性生理缺陷所致，属绝对不孕，非食疗和药物所能奏效。夫妇一方因某种因素阻碍受孕，导致暂时不孕，这种情况称为相对不孕，一旦经过药物或食物治疗，仍能受孕。对不孕夫妇来说，查清不孕的原因是首要的，明确病因，才能进行针对性治疗。

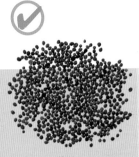

菟丝子

[食疗法]

针对不同原因，选择不同的食疗方法，原则是保障夫妇双方的健康体魄。

多吃富含蛋白质、胆固醇、维生素 A、维生素 E、维生素 B_6 以及微量元素锌等的食物。

不吃可能妨碍生育功能的食物，如棉籽油。

四子粥

材料：

菟丝子30克，覆盆子30克，枸杞子30克，茺蔚子5克，粳米100克。

制法：

将四子洗净，用纱布袋装好。粳米洗净，与药袋一起放入锅内，加清水适量，文火煮至粥成，弃药袋。调味即可。

用法： 每2～3日1剂。

专家解方 粥中四子均有滋养肝肾、益精养血作用，含有较多的维生素A、E，对卵巢上皮组织的发育有良好作用，且药性平和，久服并无副作用，适用于肝肾不足而致的不孕。

莱菔子粥

材料：

莱菔子15克，陈皮10克，粳米100克，白糖少许。

制法：

把粳米淘净，煮粥，待粥将成，放入莱菔子、陈皮，煮至粥成，放入白糖，搅匀即成。

用法： 可作主食，每日1剂。

专家解方 莱菔子是燥湿化痰较好的药物。形体肥胖、月经延迟、带下量多质黏稠、胸闷恶心的不孕症者，可长期服用。

佛手酒

材料：

佛手100克，白酒1000毫升。

制法：

将佛手洗净切片，再切成1厘米见方的小块，晾干后，入酒坛内，加入白酒，封口浸泡，每隔5天，开坛搅拌1次，浸泡20天后，即可开坛，滤去药渣，药酒即成。

用法： 每日饮2次，每次15毫升。

专家解方 佛手能疏肝理气，酒能通行气血，如果婚久不孕，症见经期先后不定，痛经，经血不畅，量少色暗，有小血块，经前有乳房胀痛，精神抑郁，烦躁易怒，属于肝气郁结型，可选用此方。

第5章

儿科病食疗

小儿感冒

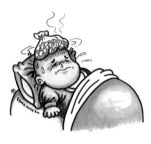

　　小儿感冒是儿科门诊的常见病，以冬春季节为常见。常急性起病，以发热、鼻塞、流涕、咽部不适、咳嗽、咯痰等症状为主要表现。由于小儿发育尚未健全，体质相对较弱，如果不及时治疗，很容易产生并发症，如中耳炎、鼻窦炎、咽后壁脓肿、支气管炎、肺炎，还可引致急性肾炎、风湿热、类风湿病、心肌炎等。所以，如果小儿患了感冒，父母们绝不能掉以轻心。

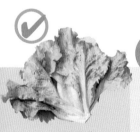

新鲜蔬菜

［食疗法］

　　感冒期间应以清淡又能促使发汗的食物为主，如姜汤、稀粥、洋葱、芫荽等。

　　多饮水，或新鲜的果汁、煮过的新鲜豆浆等。宜多吃新鲜的蔬菜、水果。

　　伴有腹泻或消化不良者，应慎食油腻食物，如肥肉、鱼、虾等。

[食疗方]

葱姜茶

材料：

细香葱(小葱)2根，老生姜1片，红糖适量。

制法：

将细香葱、生姜片分别冲洗干净，置小锅内，加水1碗煎至半小碗，去渣留汤，加红糖少许即可。

用法：趁热饮服，每晚 1 剂，连服 3 次。

专家解方 本方可辅助治疗小儿风寒感冒伴咳嗽。细香葱、老生姜有发散风寒作用，可用于风寒感冒初起时。此期的常见症状为：鼻塞、流清鼻涕、喷嚏、咳嗽、口不渴、咽不红、哭闹不宁等。

薄荷粥

材料：

干薄荷10克(鲜品20克)，粳米50克，冰糖适量。

制法：

将薄荷水煎去渣取汁。粳米洗净，煮成稀粥。将药汁拌入粥中，加冰糖适量。

用法：趁热服食，每日 1 剂。

专家解方 本方适合风热感冒所致咽痛明显的患病小儿。亦可作为炎夏防暑解热饮料。风热感冒常表现为发热较重，恶风，有汗而热不退，鼻塞、或流黄涕，咳嗽，痰黏白或稠黄，咽红。

预防感冒妙法

食醋熏蒸法

材料：

每立方米空间用食醋3 ~ 5毫升，加水1 ~ 2倍。

制法：

置容器内加热，熏至全部气化为止。

用法：每日 1 次，连用 3 ~ 5 天。

专家解方 感冒流行期间使用食醋熏蒸法，有消毒空气、预防感冒的作用。熏蒸时关闭门窗。

小儿哮喘

小儿哮喘是儿童常见的呼吸道疾病，发病与患儿的家庭史及过敏体质密切相关。常因气候突然变化、寒温失常而引发。此外，海鲜、花粉、绒毛及特殊的气味，也是常见的诱发因素。在小儿的各个年龄都可发病，但是以婴幼儿及学龄前期最为常见。

小儿哮喘，家长必须十分重视，如果能够及时治疗，并重视日常预防，可于青少年期前痊愈。若不重视，发作频繁，长期反复不愈，将会成为终生顽疾。

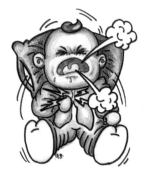

鹌鹑蛋

〔食疗法〕

饮食宜清淡、易消化，并注意各类营养的平衡。

少吃容易生痰的食物，如：蒜、牛奶、蛋、肥肉等。适当食用具有化痰作用的食物，如：梨、西瓜、丝瓜、杏仁露等。

食物不宜过甜、过咸。不吃生冷食物。不吃辛辣刺激性食物，如辣椒、胡椒、蒜、韭菜等。

过敏体质的患儿，应注意哪些食物容易发病，并避免食用。这类食物主要有：鱼、虾、蟹、蛋等。

[食疗方]

柠檬大肠汤

材料：

鲜柠檬叶30克，陈皮6克，七叶一枝花6克，猪大肠适量。

制法：

将鲜柠檬叶、陈皮、七叶一枝花剁碎，放入洗净的猪大肠内，扎住两端，加水适量，炖2小时取出，除去药渣，入调味品。

用法：吃肉喝汤，每2～3日1剂。

专家解方

猪大肠，可治便血、血痢，也能止咳嗽；柠檬叶，可润肺；陈皮可燥湿化痰；七叶一枝花可清热解毒；诸味合用，可化痰下气平喘。对小儿哮喘有一定的作用。

止咳梨

材料：

雪梨1个，川贝母粉5克，百部粉5克，红萝卜20克，冰糖15克。

制法：

将梨洗净，去皮切成薄片，红萝卜洗净切丝，放入碗中，加入川贝母粉、百部粉、冰糖，隔水炖烂。

用法：每日1剂，分服。

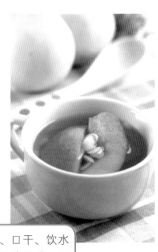

专家解方

小儿哮喘发作时，常伴有咳吐黄色痰、口干、饮水较多等。此属痰热型哮喘。川贝母可化痰止咳平喘，百部具有化痰止咳作用，红萝卜可化痰，雪梨可润肺，整方可清热化痰，对痰热型的哮喘较为适宜。

百日咳

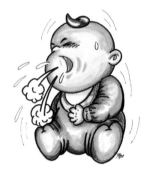

百日咳是由百日咳嗜血杆菌引致的急性呼吸道传染病，好发于冬春季节，多发于学龄前及学龄期儿童。一般分为咳嗽初期、痉挛性咳嗽期、恢复期三个阶段，若不及时治疗，可拖长 2～3 月，故称"百日咳"。

本病初期呈低热（37～38℃），咳嗽、流涕，1～2 周后咳嗽逐渐加重，出现阵发性、痉挛性咳嗽，发作时连续咳十余声，直至将黏稠痰咳出为止，于夜间更为严重。咳嗽可引起呕吐、面部轻度浮肿、鼻出血，婴幼儿可出现面部青紫、呼吸困难，更可出现脑炎等严重并发症。

蜜枣

［食疗法］

饮食宜清淡、易消化。

少吃油腻食物，如油炸猪排、牛排、肥肉、乳酪、奶油蛋糕等。少吃甜食，如糖果、巧克力、蜜枣、果脯、水果罐头等。

不吃过敏性食物，如海虾、螃蟹、蚌肉等。不吃辛辣刺激性食物，如辣椒、川椒、芥末、咖喱、大葱。

忌食火锅。不吃生冷食物，如冰冻可乐、雪糕。

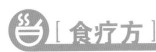[食疗方]

川贝羹

材料：

川贝母6克，冰糖10克。

制法：

煮稀饭时，待稀饭熟后，取饭汤150～200毫升，放入川贝母、冰糖，隔水炖。

用法： 每日1剂，早晚服，5岁以下的小儿减半。

专家解方 本方适用于百日咳，伴有咯痰量多者。

双红汤

材料：

红萝卜100克，红枣10枚。

制法：

将上述2味，以水3碗，煎成1碗。

用法： 分2次服，每2～3日1剂。

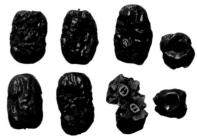

红枣

专家解方 红萝卜可健脾、化滞、解毒、止咳；红枣亦有止咳嗽、调脾胃的作用；本方具有健脾、生津、润肺、止咳的功效，可用于百日咳初起时。

小儿厌食

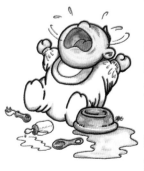

小儿厌食，是指小儿不愿意进食，甚至拒食。常见于 1 ～ 6 岁的小儿。有时伴有：嗳气、恶心、食后脘腹胀满、呕吐、大便不调、面色苍白、形体偏瘦等。

为什么会出现小儿厌食呢？通常，突然出现的厌食，往往是疾病的先驱症状。如长期厌食，可能是某些慢性病的征兆，需要及早诊治。此外，饮食不节、喂养不当，也是常见的原因。若家长一味让子女进食所谓高营养补品，或者吃零食太多，也会使小儿养成厌食习惯。长期厌食，可造成营养不良，影响生长发育。

[食疗法]

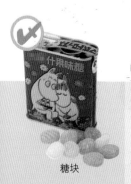

糖块

培养小儿合理的饮食习惯，是治疗小儿厌食的重要环节。

少吃高糖、高脂食品。如肥肉、奶油、油炸排骨、巧克力、糖块、葡萄糖、蜂蜜、水果罐头等。

不吃不洁食品。不吃不易消化的食物，如葵花子、花生、蚕豆、炒瓜子、橙、竹笋等，否则易引致消化不良，使腹胀加重。不吃生冷食品，如雪糕、冰冻饮料等。

194

[食疗方]

健胃粉

材料：

鸡内金100克。

制法：

将鸡内金焙干，研成细粉，装瓶备用。

用法： 每次 3 克，用粥汤冲服，每日服 3 次。

专家解方 鸡内金具有健胃助消化作用，可用于小儿厌食，并可常服。

三仙粉

材料：

焦山楂、焦麦芽、焦神曲各30克。

制法：

将上3味共研细末，装瓶备用。

用法： 每次 3 克，用粥汤冲服，1 日服 3 次。

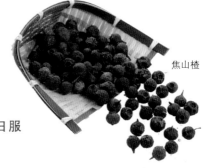

焦山楂

专家解方 三仙是指焦山楂、焦麦芽、焦神曲，三者都具有健胃助消化作用，对小儿厌食有较好的效果。

小儿便秘

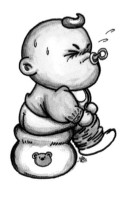

小儿便秘，是指大便秘结不畅，排便时间延长，大便间隔2日以上。一年四季都可发病。本病除少数因肠道或其他器质性病变而诱发外，多数因饮食习惯及排便习惯不良引起。培养患儿定时排便的习惯，对治疗很重要。

［食疗法］

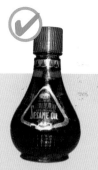

麻油

注意多吃富含纤维素的食物，如：新鲜蔬菜和各种水果等。平时注意多饮水。

适当食用有润肠作用的食物。如：红萝卜、香蕉、蜂蜜、芝麻、菠菜、核桃仁、麻油等。

少吃糖，少吃易胀气、不易消化的食物。如洋葱、马铃薯、糯米、高粱、豆角等。

不吃辛辣燥热、肥腻食物。

［食疗方］

萝卜汤

材料：

红萝卜150克，调味品适量。

制法：

将红萝卜洗净，去皮切块，
煮汤服。

用法：每日1剂。

> **专家解方** 红萝卜除可化痰外，还可通便，对小儿便秘有辅助治疗作用。

松子仁粥

材料：

粳米50克，松子仁30克。

制法：

将粳米煮粥，待粥将熟时，
加松子仁30克，待粥成，
再加白糖适量即可。

用法：每日1剂。

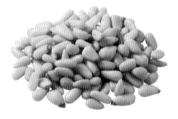

松子仁

> **专家解方** 松子仁质润，有润肠通便功效，可常服。

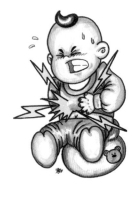

小儿腹泻

小儿腹泻，是指以大便不成形，或如水样、便次增多为特征的疾病。大便每日多于三次，有的甚至每日十余次，呈蛋花样，或夹有未消化食物残渣及黏液。本病一年四季都可发生，以夏秋季多见。3 岁以下的婴儿易发生本病。可分为感染性和非感染性两大类。感染性腹泻是由病毒、细菌、真菌及寄生虫引起，而非感染性腹泻主要由饮食和气候因素引起。饮食疗法是重要的治疗手段。

煎炸食物

［食疗法］

以清淡、易消化食物为主食。少吃油腻、煎炸食物。少吃生冷食物。

不吃有滑肠作用的食物，如：麻油、牛奶、核桃、芝麻、香蕉、菠菜等。

发病期间或腹泻初愈者，不吃难消化的食物。如：煎炸熏烤食物、鸡蛋、乳酪、奶油蛋糕、糯米类食品等。忌过饥过饱。

[食疗方]

扁豆粥

材料：

扁豆20克，粳米50克。

制法：

取新鲜扁豆、粳米，按常法共煮粥，用少许葱、盐调服。

用法：每日1剂，分2次用。

专家解方 扁豆可健脾利湿止泻，故本方可用于脾虚泄泻。此型腹泻通常伴有：大便稀溏，不思乳食，面色萎黄，精神疲倦等症状。

马齿苋绿豆汤

材料：

新鲜马齿苋100克（干者30克），绿豆50克。

制法：

新鲜马齿苋、绿豆，煎汤服用。

用法：每日1剂，连续3～4次。

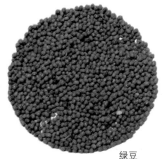

绿豆

本方适用于小儿夏秋季湿热泄泻，伴见大便稀溏而臭，小便黄，舌质红，舌苔黄等。

小儿营养不良

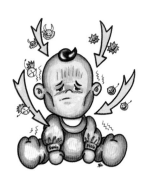

小儿营养不良，是一种慢性营养缺乏症。为何小儿会出现营养不良呢？实际上，因营养供给不足引致营养不良并不常见，主要原因是喂养不当，或者患有某种疾病，引致营养物质吸收不足，表现为渐进性消瘦，皮下脂肪减少，体重下降。本病多发生于3岁以下的儿童。培养良好的饮食习惯，对小儿营养不良的治疗很重要。

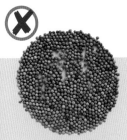

辛辣燥热食物

[食疗法]

注意均衡饮食。不可暴饮暴食，不可偏食。

少吃难消化的食物，如花生、蚕豆、西瓜子、松子、竹笋、糯米类制品等。少吃冷饮，尤其是在夏天。

不吃不洁食物。不吃辛辣燥热、肥腻食物。

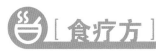 [食疗方]

茯苓饼

材料：

茯苓、面粉、白糖各250克。

制法：

将茯苓捣碎、研末，与面粉、白糖混匀，加水适量，调成糊状，用平底锅煎成薄饼。

用法：每日适量服用。

专家解方 本方可用于脾胃虚弱型的小儿营养不良。常见症状为：形体消瘦，精神疲倦，食欲减少，毛发枯黄，大便不成形。

金曲冲剂

材料：

鸡内金、焦神曲各60克。

制法：

将鸡内金、焦神曲研为细末，装瓶备用。

用法：用粥汤冲服，每日服2次，每次服3克。

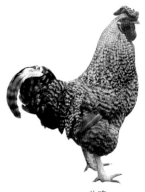

公鸡

专家解方 "脾胃为后天之本"，恢复正常的消化功能，对营养不良的治疗也极为重要。本方以鸡内金、焦神曲健脾胃以助消化，脾胃消化正常，饮食营养得以充分吸收，从而达到治疗目的。

小儿遗尿

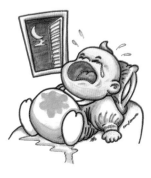

　　凡睡梦中不自主排尿，都称为遗尿。引起遗尿的原因，除了少数是因为尿道病变、蛲虫病、脊柱病变等原因以外，绝大多数是由于大脑皮质及皮质下中枢功能失调引起。遗尿常伴有：夜惊、梦游等睡眠障碍，或有明显情绪和行为异常，如抑郁、自卑、多动，易怒等。食疗对小儿遗尿有较好的辅助作用。

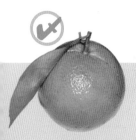

柑橘

［食疗法］

　　控制对遗尿有直接影响的食物的摄取量。有研究表明牛奶、巧克力、柑橘等摄入过量，是造成小儿遗尿的重要原因，尤其是牛奶饮用过多。

　　不吃辛辣刺激性食物，如辣椒、咖喱、芥末、过浓的香科、咖啡、浓茶等。

　　白昼不要限制饮水量。晚餐后忌饮水过量。

　　要求患儿每日至少一次随意保留尿液至膀胱有轻度胀满不适感，以锻炼膀胱功能。

[食疗方]

桑螵蛸汤

材料：

桑螵蛸7只，猪肾(猪腰)1对。

制法：

将猪腰洗净，去除筋膜，切成小块，与桑螵蛸同炖至熟。

用法：吃肉饮汤，每2 ~ 3日1剂。

专家解方 猪腰可补肾助阳，桑螵蛸具有补肾缩尿作用，常用于治疗肾阳不足型遗尿，常见症状为：面色苍白，夜间睡眠不易叫醒，小便清长，腰腿酸软等。

五味子散

材料：

五味子50克。

制法：

将五味子研成细末，装瓶备用。

用法：用粥汤冲服，每次服
　　　3克，每日服2次。

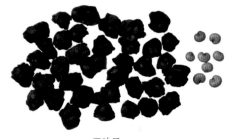

五味子

专家解方 五味子具有固肾缩尿作用，可常服。

小儿夜啼

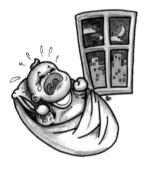

　　小儿夜啼，主要见于1岁以内的哺乳婴儿，白天如常，夜晚啼哭，或每夜定时啼哭，甚则通宵达旦。小儿为何啼哭不止？通常啼哭不止的原因有：饥渴感、便尿感，以及冷、热、湿、痒、痛，如：衣带擦破皮肤，尿布湿、尿刺激，热水袋太烫，蚊虫叮咬等。此外，口腔溃疡、腹痛、肠绞痛、肠套叠、嵌顿疝等，也是引起小儿啼哭不止的因素。因此，寻找引致小儿夜啼的原因，最为重要。此外，养成小儿良好的睡眠习惯，对小儿夜啼的防治有益。

［食疗法］

　　不要让小儿过饥或过饱。

　　养成小儿定时进食的习惯。

　　如果给小儿添加辅食，注意不要给不易消化的食物。

[食疗方]

啼儿安

材料：

蝉蜕3只，粳米50克，白糖适量。

制法：

将新鲜蝉蜕洗净，去头足，研成粉末。将粳米洗净煮成粥，再加入蝉蜕粉，白糖调味饮服。

用法： 每日1剂。

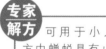

专家解方 可用于小儿夜啼。方中蝉蜕具有止惊宁心作用。

灯心草汤

材料：

灯心草5克，蝉蜕2只，白糖适量。

制法：

将灯心草、蝉蜕加水共煎，取汁，加入白糖适量即可。

用法： 每日1剂。

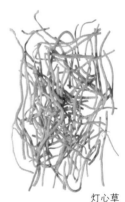

灯心草

专家解方 适用于受惊吓后的小儿夜啼。小儿夜啼多与心神不宁有关，灯心草有宁心安神作用，加入蝉蜕作用更强。

小儿流涎

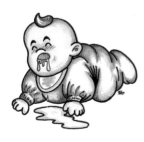

小儿流涎，是指口水不自觉地从口中流出。以3岁以内的婴儿最多见。由于长期流出口水，致使口腔周围潮红、糜烂，尤以两侧口角最为明显。

小儿为何会流涎不止呢？口咽部黏膜炎症；或者是在婴儿唾液腺的发育过程中，吞咽功能不足；或者是在疾病过程引起吞咽功能障碍等，都可导致小儿流涎。饮食治疗对本病有一定的帮助。

［食疗法］

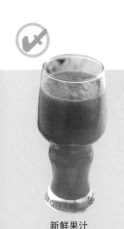

新鲜果汁

应多吃柔软并富含营养的食物，并多吃含B族维生素及维生素E的食物。

哺乳期小儿可少量喂服新鲜果汁。

少吃辛香燥热的食物。

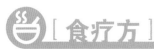 [食疗方]

益智仁粥

材料：

益智仁10克，白术6克，鸡内金5克，粳米50克。

制法：

将益智仁、白术、鸡内金同煎，去渣取汁，加入粳米及适量水，同煮粥。

用法：即食，每日 1 剂。

专家解方　小儿流涎常与脾虚有关，方中益智仁、白术、鸡内金可健脾摄涎，可用于治疗脾虚型小儿流涎。此型常伴有：食欲差、面色苍白、大便不成形等症状。

五君散

材料：

益智仁25克，制半夏10克，陈皮20克，茯苓20克，甘草10克，面粉250克。

制法：

将益智仁、制半夏、陈皮、茯苓、甘草共研细末。面粉炒熟，与药末混匀，瓶装备用。

用法：每次服 4 克，每日服 2 次，用粥汤冲服。

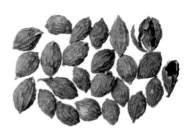

益智仁

专家解方　五君子是指：益智仁、制半夏、陈皮、茯苓、甘草，具有补气固摄作用，可以试用。

小儿口秽

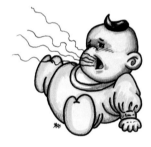

　　小儿口秽，是指小儿口腔发出异常的气味。常因小儿消化不良引起。此外，口腔疾病如牙周炎、口疮等也是常见的病因。除了必要的药物治疗外，注意饮食调理，对小儿口秽也很重要。

[食疗法]

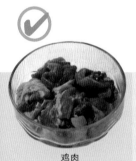

鸡肉

　　注意多补充富含维生素B及维生素C的食物，如动物肝脏、鸡肉、牛肉、黄豆、红萝卜、番茄、新鲜蔬菜等。

　　注意营养均衡，不偏食。

　　忌暴饮暴食。

　　不吃辛辣燥热、肥腻食物。

山楂饼

材料：

焦山楂100克，面粉100克。

制法：

将焦山楂研成粉末，面粉炒熟，两者混匀，装瓶备用。

用法：每次服3克，每日2次。

专家解方 可用于因食积引起的小儿口秽。

双根饮

材料：

白茅根20克，芦根20克，白糖适量。

制法：

将白茅根、芦根煎汁，加白糖适量.

用法：每日服1剂。

专家解方 用于小儿口臭，伴有口干、饮水多、大便干结等症。方中白茅根、芦根皆有清热生津作用。

柿霜糖

材料：

柿霜50克，白糖50克。

制法：

将柿饼表面白霜与白糖一起放在砂锅中，加水少许，以小火煎至均匀即停，趁热将糖倒在表面涂过食用油的大搪瓷盘中，待稍冷后，将糖压平，用刀划成小块，冷却后即成为白色板糖。

用法：平时食用。

专家解方 本方具有清热润燥的作用，适用于小儿口秽，伴有口干、咽燥、舌干少津的患儿。

食疗方索引